# Infermiera

# Malattie Infettive

# La guida completa

*SILVIA REALI*

2

# Indice dei contenuti

« *Le malattie infettive ci ricordano la nostra fragilità, ma di fronte ad esse, la resistenza e la determinazione di coloro che si prendono cura di noi illuminano la strada verso la guarigione.* »

# Introduzione

# IL RUOLO ESSENZIALE DELL'INFERMIERE NELL'ASSISTENZA MALATTIE INFETTIVE

# L'importanza del reparto di malattie infettive nel sistema sanitario.

L'importanza del reparto di malattie infettive nel sistema sanitario è indiscutibile. Fin dalla notte dei tempi, l'umanità ha dovuto affrontare una varietà di infezioni, dalle più benigne alle più mortali. Queste malattie, causate da agenti infettivi come batteri, virus, parassiti o funghi, hanno plasmato non solo la nostra storia, ma anche la nostra profonda comprensione della medicina.

Nel cuore del sistema sanitario, il reparto di Malattie Infettive è una guardia vigile contro le minacce invisibili. Non è solo il luogo in cui vengono trattate le infezioni, ma anche il centro nevralgico per la ricerca, l'educazione e la prevenzione delle malattie trasmissibili. Svolge un ruolo essenziale nella diagnosi rapida e accurata delle infezioni, assicurando che i pazienti ricevano il trattamento più appropriato il prima possibile.

Ma l'importanza di questo servizio non si ferma alle mura dell'ospedale. Le malattie infettive hanno il potenziale di diffondersi rapidamente all'interno delle comunità, oltrepassando i confini, rendendo la loro gestione una preoccupazione globale. Epidemie come l'influenza spagnola, l'HIV e, più recentemente, la COVID-19 ci ricordano quanto il nostro mondo interconnesso sia vulnerabile alle malattie infettive.

Di conseguenza, il Dipartimento di Malattie Infettive è anche un faro di consapevolezza ed educazione pubblica. Guida la politica di salute pubblica, consiglia le migliori pratiche di prevenzione e lavora instancabilmente per garantire che la società sia informata e preparata. È l'interfaccia tra la ricerca medica e l'applicazione pratica, alla costante ricerca di modi per migliorare l'assistenza e prevenire la diffusione delle malattie.

Nel corso degli anni, con l'avvento di nuove tecnologie e di metodi diagnostici migliori, il ruolo del reparto di malattie infettive nel sistema sanitario è cresciuto. La sua capacità di adattarsi, imparare e rispondere alle nuove sfide lo rende una delle pietre miliari su cui poggia la solidità del nostro sistema sanitario. In un mondo in cui le minacce infettive sono in costante evoluzione, non si può sottovalutare l'importanza di questo servizio, che rappresenta la nostra prima linea di difesa, il nostro apripista e la nostra guida nella lotta contro le infezioni.

## Sviluppo storico della professione infermieristica delle malattie infettive.

L'evoluzione storica della professione infermieristica delle malattie infettive è affascinante, tracciata dalle sfide poste da diverse epidemie nel corso dei secoli e dalla trasformazione dell'assistenza sanitaria in risposta a queste sfide.

Agli albori, molto prima che la professione infermieristica fosse formalizzata, gli assistenti, spesso donne, erano chiamati ad assistere i medici o a prendersi cura dei malati nella loro comunità, in particolare durante le epidemie di peste, colera o tubercolosi. Questi precursori della professione infermieristica lavoravano spesso in condizioni precarie, senza la minima conoscenza degli agenti patogeni che combattevano.

Con la scoperta dei microbi nel XIX secolo, la comprensione delle malattie infettive iniziò ad evolversi. Gli infermieri, pur continuando a fornire un'assistenza essenziale, furono poi integrati in una struttura medica più formale, dove l'igiene e la sterilizzazione divennero centrali. La formazione infermieristica divenne gradualmente più strutturata, incorporando conoscenze di microbiologia e prevenzione delle infezioni.

Il XX secolo ha visto l'emergere di importanti epidemie, in particolare l'influenza spagnola e l'HIV/AIDS. Queste crisi non solo hanno rafforzato l'importanza dell'assistenza infermieristica nella gestione delle malattie infettive, ma hanno anche portato a una maggiore specializzazione in questo campo. Gli infermieri sono stati in prima linea, fornendo assistenza, compassione ed educazione in contesti spesso stigmatizzanti e spaventosi.

L'arrivo di nuove tecnologie mediche e di farmaci più efficaci ha cambiato anche il ruolo dell'infermiere di malattie infettive. Il loro campo d'azione si è ampliato fino a comprendere la gestione dei trattamenti antivirali, il monitoraggio degli effetti collaterali e l'educazione dei pazienti sull'importanza di aderire al trattamento.

Il XXI secolo, segnato da pandemie come SARS, Ebola e COVID-19, ha evidenziato ancora una volta l'importanza cruciale degli infermieri specializzati in malattie infettive. Questi professionisti sono stati dei pilastri nella gestione delle crisi, implementando i protocolli e assistendo i pazienti, adattandosi rapidamente a una situazione in costante cambiamento.

La professione dell'infermiere di malattie infettive si è evoluta nel tempo, plasmata dalle epidemie, dai progressi medici e dalle esigenze della società. Da assistenti di base a esperti altamente qualificati, il loro ruolo si è costantemente evoluto, dimostrando la loro adattabilità e l'impegno incrollabile nel servire la comunità.

# Capitolo 1

# COMPRENSIONE MALATTIE INFETTIVE

# Definizione e classificazione malattie infettive

- **Conoscere le differenze tra batteri, virus, parassiti e funghi.**
Batteri, virus, parassiti e funghi sono tutti potenziali agenti patogeni per l'uomo, ma hanno caratteristiche biologiche, strutturali e funzionali distinte. Conoscere queste differenze è essenziale per capire come causano le malattie e come trattarle.

Batteri:
- **Natura**: organismi unicellulari, semplici ma relativamente complessi, senza nucleo definito.
- **Dimensioni: in** media tra 0,5 e 5 micrometri.
- **Riproduzione**: principalmente per divisione cellulare (fissione binaria).
- **Trattamento**: antibiotici che mirano a strutture o funzioni specifiche dei batteri.
- **Esempi di malattie**: tubercolosi, streptococco, salmonellosi.

Virus:
- **Natura**: entità biologiche semplici costituite da materiale genetico (DNA o RNA) circondato da un capside proteico. Non sono considerati "organismi viventi" in senso stretto, perché non possono riprodursi o funzionare al di fuori di una cellula ospite.
- **Dimensioni**: in genere molto più piccole dei batteri, tra 0,02 e 0,3 micrometri.
- **Riproduzione**: si moltiplica infettando le cellule ospiti e dirottando i loro macchinari cellulari.
- **Trattamento**: antivirali che mirano a diverse fasi del ciclo virale. I vaccini possono prevenire molte infezioni virali.
- **Esempi di malattie**: influenza, HIV, epatite.

Parassiti:
- **Natura**: organismi, spesso multicellulari, che vivono e si nutrono di altri organismi.
- **Dimensioni**: variano notevolmente, da protozoi microscopici a vermi intestinali lunghi diversi centimetri.
- **Riproduzione**: dipende dal tipo di parassita. Alcuni hanno cicli di vita complessi che coinvolgono diversi ospiti.
- **Trattamento**: farmaci antiparassitari che mirano a funzioni specifiche del parassita.
- **Esempi di malattie**: malaria (protozoo), schistosomiasi (verme).

Funghi:
- **Natura**: Organismi eucarioti con un nucleo definito. Possono essere unicellulari o pluricellulari.
- **Dimensioni**: variano da pochi micrometri (come il lievito) a diversi centimetri o metri per alcuni funghi multicellulari.
- **Riproduzione:** tramite spore per molti funghi, sessuale o asessuata.
- **Trattamento**: agenti antimicotici che mirano a funzioni o strutture specifiche dei funghi.
- **Esempi di malattie**: candidosi, aspergillosi, piede d'atleta.
- 

Sebbene i batteri, i virus, i parassiti e i funghi possano tutti causare malattie nell'uomo, sono radicalmente diversi in termini di biologia e struttura. Questa conoscenza è essenziale per diagnosticare, trattare e prevenire le malattie che possono causare.

- **I principali tipi di infezione: respiratoria, digestiva, cutanea, ecc.**

Le infezioni possono colpire praticamente ogni sistema e organo del corpo umano. Tuttavia, spesso vengono classificate in base alla regione o al sistema che colpiscono più comunemente. Ecco una panoramica delle principali famiglie di infezioni, con una breve descrizione e alcuni esempi:

- Infezioni respiratorie:
    - **Descrizione**: colpisce principalmente il naso, la gola, i bronchi e i polmoni.
    - **Esempi**: influenza, raffreddore, tubercolosi, bronchite, polmonite.
- **Infezioni dell'apparato digerente** (o gastrointestinale):
    - **Descrizione**: colpisce l'apparato digerente, dalla bocca all'ano.
    - **Per esempio**, salmonellosi, epatite A, gastroenterite e amebiasi: Salmonellosi, epatite A, gastroenterite e amebiasi.
- Infezioni della pelle:
    - **Descrizione**: colpisce la pelle, i capelli e le unghie.
    - **Per esempio**, tigna, impetigine, cellulite, verruche: Tigna, impetigine, cellulite, verruche.
- Infezioni genitourinarie:
    - **Descrizione**: riguarda gli organi riproduttivi e il sistema urinario.
    - **Esempi**: Cistite, candidosi genitale, gonorrea, infezioni da clamidia.
- Infezioni del sistema nervoso:
    - **Descrizione**: colpisce il cervello, il midollo spinale e le meningi.
    - **Esempi**: meningite, encefalite, poliomielite.

- Infezioni cardiovascolari:
    - **Descrizione**: riguarda il cuore e il sistema circolatorio.
    - **Esempi**: endocardite, setticemia.
- Infezioni oculari:
    - **Descrizione**: colpisce l'occhio e le strutture adiacenti.
    - **Gli esempi includono**: Congiuntivite, cheratite, orzaiolo.
- Infezioni osteoarticolari:
    - **Descrizione**: riguarda le ossa e le articolazioni.
    - **Esempi**: osteomielite, artrite settica.
- Infezioni otorinolaringoiatriche (orecchio, naso e gola):
    - **Descrizione**: colpisce le orecchie, il naso e la gola.
    - **Esempi**: otite, sinusite, tonsillite.
- Infezioni sistemiche:
    - **Descrizione**: si diffonde nell'organismo, spesso attraverso il flusso sanguigno.
    - **Gli esempi includono**: HIV/AIDS, setticemia, infezioni da stafilococco.

Ogni famiglia di infezioni presenta segni e sintomi specifici e richiede metodi diagnostici e di trattamento adeguati. La prevenzione, spesso attraverso l'igiene, la vaccinazione o la protezione dai vettori, rimane un elemento chiave per ridurre la prevalenza e l'impatto di queste malattie.

# Percorsi di trasmissione

## • Contatto diretto, goccioline, trasporto aereo, ecc.

Gli agenti patogeni possono essere trasmessi da persona a persona o da ambiente ad ambiente in diversi modi. La conoscenza di queste vie è fondamentale per la prevenzione delle infezioni. Ecco una descrizione fluida delle principali vie di trasmissione:

Quando una persona tossisce o starnutisce, rilascia nell'aria delle microgocce che possono trasportare agenti patogeni. Queste **goccioline** possono essere inalate da chi si trova nelle vicinanze, causando una possibile infezione. La trasmissione delle goccioline è tipica di malattie come l'influenza o la COVID-19.

Ma alcune infezioni non richiedono nemmeno queste goccioline. Gli agenti patogeni possono essere diffusi per **via aerea**, ossia sono presenti in particelle estremamente piccole che possono rimanere sospese nell'aria per ore. La tubercolosi, ad esempio, può essere trasmessa in questo modo, rendendo la ventilazione fondamentale negli spazi ristretti.

Anche il **contatto diretto** con una persona infetta o con una parte del suo corpo può essere una fonte di infezione. Le malattie a trasmissione sessuale, come l'herpes o la sifilide, sono spesso diffuse da questo tipo di contatto. Anche una semplice stretta di mano può trasmettere alcuni agenti patogeni se una persona porta poi la mano alla bocca, al naso o agli occhi.

Le infezioni possono essere diffuse anche attraverso oggetti contaminati, una via nota come **trasmissione per contatto indiretto**. Immagini una persona infetta che starnutisce su un tavolo o che usa le posate senza lavarle.

Un'altra persona che tocca questi oggetti e poi si mette le mani sul viso potrebbe essere esposta all'agente patogeno.

Alcune infezioni prendono la **via fecale-orale**. In questo scenario, gli agenti patogeni presenti nella materia fecale di una persona raggiungono un'altra, spesso attraverso acqua o cibo contaminati. Malattie come il colera o alcune forme di epatite si diffondono in questo modo.

Infine, alcune malattie richiedono un vettore, come una zanzara o una zecca, per passare da una persona all'altra. Questa **trasmissione vettoriale** è caratteristica di malattie come la malaria, dove una zanzara punge una persona infetta e poi trasmette il parassita a un'altra persona quando viene nuovamente punta.
Per ogni via di trasmissione, sono necessarie misure di prevenzione e controllo specifiche, che vanno dall'igiene personale alla disinfezione ambientale e alla protezione dai vettori.

## • Comprendere il concetto di vettori.
Il concetto di vettore è essenziale in epidemiologia per comprendere la trasmissione di molte malattie infettive. Nel contesto delle malattie infettive, un vettore è un organismo che non causa direttamente una malattia, ma la trasmette trasportando agenti patogeni da un ospite all'altro. I vettori sono generalmente artropodi, come zanzare, zecche e mosche, ma possono anche essere altri animali, a seconda del patogeno in questione.

Caratteristiche del vettore:
- **Vettore passivo**: il vettore trasporta il patogeno senza essere colpito. Il patogeno si moltiplica o si trasforma all'interno del vettore per diventare infettivo.

- **Trasmissione meccanica vs. biologica**: nella trasmissione meccanica, il patogeno viene semplicemente trasportato dall'organismo, spesso sulle zampe o nel tratto digestivo, senza richiedere un ciclo di vita specifico nel vettore. Nella trasmissione biologica, il patogeno attraversa una fase del suo ciclo vitale all'interno del vettore, che è essenziale per la trasmissione all'ospite successivo.

Esempi di agenti patogeni e dei loro vettori:

- **Malaria**: causata da protozoi del genere *Plasmodium* e trasmessa agli esseri umani da zanzare del genere *Anopheles*.
- **Dengue, Zika, Chikungunya**: questi virus sono trasmessi dalle zanzare *Aedes aegypti* e *Aedes albopictus*.
- **Malattia di Lyme**: causata dal batterio *Borrelia burgdorferi* e trasmessa dalle zecche del genere *Ixodes*.
- Tripanosomiasi africana (malattia del sonno): Causata da protozoi del genere *Trypanosoma* e trasmessa dalla mosca tse-tse.

È importante notare che il controllo dei vettori, come l'irrorazione di insetticidi o l'uso di zanzariere impregnate, è spesso una strategia chiave per controllare e prevenire le malattie trasmesse da vettori. Comprendere il comportamento, l'ecologia e la biologia dei vettori è quindi essenziale per progettare interventi efficaci e sostenibili.

# Fisiopatologia delle infezioni

- ## Come inizia e progredisce un'infezione nell'organismo.

Capire come un'infezione inizia e progredisce nell'organismo è fondamentale per comprendere le dinamiche delle malattie infettive e la loro gestione. Ecco una descrizione passo passo di questo processo:

- **Esposizione**: tutto inizia con il contatto con l'agente patogeno. Questo può avvenire in vari modi: per inalazione, ingestione, attraverso un taglio o un morso, o anche attraverso un vettore, come una zanzara. L'ingresso dipende spesso dalla natura del patogeno.
- **Adesione**: una volta all'interno del corpo, molti microrganismi devono attaccarsi alle cellule ospiti per sopravvivere. Lo fanno per mezzo di strutture o molecole specializzate che possiedono, chiamate adesine.
- **Colonizzazione e moltiplicazione**: una volta attaccati, i microrganismi iniziano a moltiplicarsi, creando la loro colonia. Ad esempio, un batterio patogeno nell'intestino può iniziare a dividersi rapidamente, utilizzando le risorse dell'ospite per la sua crescita:
- **Invasione**: alcuni agenti patogeni hanno la capacità di invadere i tessuti dell'ospite più profondi, sia penetrando direttamente nelle cellule (come fanno molti virus), sia attraversando le barriere tissutali utilizzando enzimi o altre molecole che producono.
- **Evadere le difese immunitarie**: L'organismo dispone di un robusto sistema di difesa contro gli agenti patogeni: il sistema immunitario. I microrganismi hanno quindi sviluppato varie strategie per eludere questa sorveglianza, come il mimetismo, la produzione di sostanze che inibiscono o uccidono le cellule immunitarie, o anche il nascondersi all'interno di alcune cellule, dove sono meno accessibili.
- **Danno all'ospite**: il danno può essere causato direttamente dalla presenza e dall'attività del patogeno o dalla risposta immunitaria dell'ospite. Ad esempio, alcuni batteri producono tossine che

possono danneggiare le cellule o interrompere le normali funzioni del corpo. In altri casi, è la risposta infiammatoria dell'ospite che può causare danni collaterali.

- **Propagazione**: per garantire la loro sopravvivenza e diffusione, molti patogeni hanno meccanismi di diffusione verso nuovi ospiti. Ciò può avvenire attraverso il rilascio di spore, la produzione di forme resistenti, o semplicemente diffondendosi in una nuova area del corpo, da dove possono essere trasmessi più facilmente (come la migrazione dei patogeni respiratori nel tratto respiratorio superiore, da dove possono essere espulsi con tosse o starnuti).

Nel tempo, la dinamica tra l'agente patogeno e l'ospite può portare alla risoluzione dell'infezione (guarigione), all'infezione cronica o, nei casi più gravi, a gravi complicazioni e persino alla morte.

## • Risposta immunitaria: l'alleato dell'infermiere.

La risposta immunitaria è il principale meccanismo di difesa dell'organismo contro gli agenti patogeni. Per gli infermieri che lavorano nelle malattie infettive, la comprensione di questa risposta è fondamentale, in quanto svolge un ruolo centrale nella progressione e nel trattamento di molte infezioni.

Il sistema immunitario può essere paragonato a un esercito ben organizzato, pronto a rilevare, attaccare ed eliminare gli intrusi. Dispone di elementi di ricognizione rapida, come le pattuglie di confine, ma anche di unità specializzate per missioni mirate.

- La prima linea di difesa: l'immunità innata
  - Quando un agente patogeno entra nell'organismo, incontra per prima cosa le difese dell'immunità innata. Questa risposta è

22

rapida e non specifica. Coinvolge barriere fisiche come la pelle, cellule come i macrofagi che 'mangiano' gli intrusi e molecole come gli interferoni che impediscono ai virus di moltiplicarsi.

- Riconoscimento
  - Le cellule dendritiche agiscono come esploratori. Catturano gli agenti patogeni, li scompongono in piccoli pezzi e presentano questi frammenti ad altre cellule del sistema immunitario.
- La risposta specifica: l'immunità adattativa
  - Una volta riconosciuto      l'agente patogeno, si attiva l'immunità adattativa. Si caratterizza per la sua specificità e memoria. I linfociti T uccidono direttamente le cellule infette, mentre i linfociti B producono anticorpi che neutralizzano gli agenti patogeni.
- Memoria immunitaria
  - Dopo aver combattuto un'infezione, il sistema immunitario "ricorda" l'agente patogeno. Vengono prodotte cellule di memoria che rimangono nell'organismo. Se lo stesso agente patogeno tenta di infiltrarsi di nuovo, la risposta sarà più rapida ed efficace.
- Il ruolo dell'infermiere
  - Gli infermieri, al centro dell'assistenza ai pazienti, svolgono un ruolo essenziale nel sostenere questa risposta immunitaria. Le vaccinazioni, ad esempio, sfruttano questa memoria immunitaria. Gli infermieri somministrano i vaccini per 'insegnare' al sistema immunitario come riconoscere e combattere determinati agenti patogeni. Inoltre, il monitoraggio dei segni di infezione, la gestione dei sintomi e l'educazione dei pazienti sull'importanza dell'alimentazione e del riposo

per sostenere una risposta immunitaria sana fanno parte delle responsabilità dell'infermiere.

- Sfide e complicazioni
  - Tuttavia, il sistema immunitario non è infallibile. A volte la sua risposta può essere troppo debole o mal indirizzata. In altri casi, le malattie autoimmuni possono verificarsi quando il sistema immunitario attacca le cellule dell'organismo. Gli infermieri devono essere consapevoli di queste complicazioni e lavorare a stretto contatto con il resto del team medico per identificare e gestire queste situazioni.

In definitiva, l'immunità è un alleato prezioso nella lotta contro le infezioni. Con la giusta formazione, gli infermieri possono sfruttare questo sistema per migliorare la salute e il benessere dei pazienti.

# Capitolo 2

# LA VITA QUOTIDIANA DI UN'INFERMIERA IN USO MALATTIE INFETTIVE

# Prepararsi per la giornata

- **Organizzazione dei compiti: prescrizioni, prelievi, cure, ecc.**
Il ruolo dell'infermiere in un reparto di malattie infettive è vasto e vario. I compiti sono numerosi e richiedono un coordinamento e un'organizzazione meticolosi per garantire che le esigenze dei pazienti siano soddisfatte in modo sicuro ed efficace. Ecco una panoramica fluida di come sono organizzati i compiti principali di un infermiere di malattie infettive:

- Valutazione iniziale :
  - Quando arriva un paziente, è essenziale una valutazione iniziale. Questa raccoglie informazioni chiave sullo stato di salute del paziente, sulla sua storia medica, sui sintomi attuali e su qualsiasi altra preoccupazione rilevante. La valutazione può anche comprendere esami fisiologici di base, come la misurazione della pressione sanguigna o della temperatura.
  - Gestione delle prescrizioni:
    - L'attuazione e la gestione dei trattamenti prescritti sono al centro delle responsabilità dell'infermiere. Ciò comporta la garanzia che i pazienti ricevano i farmaci giusti alle dosi corrette e il monitoraggio di eventuali effetti collaterali o interazioni farmacologiche.
  - Campionamento :
    - I campioni biologici svolgono un ruolo essenziale nella diagnosi e nel monitoraggio delle malattie infettive. I campioni possono essere di diversi tipi: sangue, urina, feci o campioni di tessuto. Gli infermieri devono assicurarsi che questi campioni siano prelevati

in modo sterile e corretto, e poi inviati al laboratorio nelle condizioni appropriate.

- Assistenza diretta al paziente :
  - Oltre ai farmaci, i pazienti possono richiedere un'assistenza diretta, come le medicazioni per le ferite infette, la somministrazione di ossigeno o l'inserimento di una linea endovenosa. Questa assistenza richiede competenze tecniche, ma anche un approccio compassionevole ed empatico.
- Educazione del paziente :
  - Un aspetto spesso trascurato, ma vitale, è l'educazione del paziente. Gli infermieri devono spesso informare i pazienti sulla loro condizione, sul trattamento prescritto, sulle misure igieniche da seguire e su eventuali segni di peggioramento a cui prestare attenzione. Questa educazione è essenziale se i pazienti devono assumersi la responsabilità di gestire la propria salute.
- Coordinamento con il team medico:
  - Gli infermieri lavorano a stretto contatto con un team multidisciplinare, che comprende medici, microbiologi, farmacisti e altri professionisti della salute. Un coordinamento efficace tra questi diversi attori è fondamentale per garantire un'assistenza ottimale.
- Igiene e prevenzione della trasmissione :
  - In un reparto di malattie infettive, la prevenzione della diffusione delle infezioni è fondamentale. Gli infermieri svolgono un ruolo chiave nell'applicazione dei protocolli igienici, come il lavaggio delle mani, l'uso di dispositivi di protezione personale e la disinfezione delle superfici.

In definitiva, l'infermiere è una pietra miliare del reparto di malattie infettive. Attraverso una varietà di compiti, assicura la cura olistica dei pazienti, lavorando a stretto contatto con l'intero team medico. Un'organizzazione meticolosa, una formazione continua e la passione per la cura del paziente sono essenziali per avere successo in questo ruolo impegnativo ma gratificante.

## • Gestire le emergenze e gli eventi imprevisti.

Nel contesto di un reparto di malattie infettive, la gestione delle emergenze e degli eventi imprevisti è un aspetto cruciale del ruolo dell'infermiere. Le situazioni possono cambiare rapidamente, con pazienti che presentano sintomi improvvisi o in peggioramento, epidemie di malattie infettive o complicazioni dovute al trattamento. Ecco un'esplorazione di questo aspetto cruciale della professione infermieristica:

- Anticipazione e formazione :
  - La preparazione è la prima linea di difesa contro gli imprevisti. Gli infermieri devono essere regolarmente formati sui protocolli di emergenza, sui segnali di allarme di potenziali complicazioni e sul rapido riconoscimento dei sintomi che possono indicare un deterioramento delle condizioni del paziente.
- Valutazione rapida e triage :
  - Quando ci si  trova di fronte a una situazione di emergenza, il primo passo è una rapida valutazione del paziente per determinare la gravità della sua condizione. Il triage consente di dare priorità all'assistenza in base alla gravità della situazione, assicurando che i pazienti più critici ricevano un'attenzione immediata.
- Comunicazione efficace :
  - In caso di emergenza, è essenziale  una comunicazione chiara e rapida con il team medico. Ciò può comportare l'allerta di un medico, la richiesta di risorse aggiuntive o

l'informazione dei parenti più prossimi del paziente.

- Risposta alle emergenze :
  - A seconda della situazione, gli infermieri possono dover effettuare interventi di emergenza, come la rianimazione cardiopolmonare, la creazione di una linea di accesso endovenoso di emergenza o la stabilizzazione di un paziente in difficoltà respiratoria.
- Igiene e prevenzione :
  - Durante un'epidemia o un'emergenza infettiva, gli infermieri svolgono un ruolo chiave nell'implementare le misure di isolamento, nel rafforzare i protocolli igienici e nel proteggere gli altri pazienti e il personale.
- Supporto emotivo e psicologico :
  - Le emergenze possono essere stressanti non solo per i pazienti, ma anche per le persone a loro vicine. Gli infermieri spesso svolgono un ruolo di supporto, rassicurando i pazienti, ascoltando le loro preoccupazioni e offrendo informazioni chiare e concise.
- Debriefing e riflessione :
  - Dopo una situazione di emergenza, è importante dedicare un momento al debriefing. In questo modo il team può discutere di ciò che è andato bene, di eventuali aree di miglioramento e delle lezioni apprese dall'esperienza. Questa fase è essenziale per il miglioramento continuo dell'assistenza.
- Prepararsi per il futuro :
  - Le lezioni apprese dalle emergenze e dagli eventi imprevisti devono essere incorporate nella formazione continua e nei protocolli del reparto. Documentare, analizzare e adattare le procedure è fondamentale per prevenire incidenti futuri.

La natura imprevedibile delle malattie infettive significa che gli infermieri devono essere sempre in guardia, pronti ad agire con competenza e compassione. Combinando preparazione, rapidità d'azione e sostegno al team e ai pazienti, gli infermieri svolgono un ruolo essenziale nella gestione delle emergenze, garantendo la sicurezza e il benessere di tutti.

## Interazione con il team medico

### • Comunicazione con medici, infermieri, tecnici di laboratorio, ecc.

La comunicazione è una pietra miliare della medicina, soprattutto in un reparto complesso e dinamico come quello delle malattie infettive. Gli infermieri sono al centro di questa rete di comunicazione, fungendo da perno tra i vari attori del sistema sanitario. Ecco un'esplorazione dettagliata di questa dimensione comunicativa della professione infermieristica:

- Con i medici:
    - **Trasmettere informazioni**: L'infermiere deve informare il medico di qualsiasi cambiamento nelle condizioni del paziente, dei potenziali effetti collaterali dei farmaci o di qualsiasi altra preoccupazione.
    - **Chiarimenti sulle prescrizioni**: se una prescrizione non è chiara o sembra porre un problema potenziale, è dovere dell'infermiere chiedere chiarimenti.
    - **Scambi bidirezionali**: Gli infermieri non si limitano a fare il lavoro, ma forniscono anche le loro opinioni e osservazioni, arricchendo così il processo decisionale medico.

- Con assistenti di cura:
  - **Delega dei compiti**: gli infermieri possono delegare alcuni compiti agli assistenti, assicurandosi di fornire istruzioni chiare e di supervisionare se necessario.
  - **Condivisione delle informazioni**: L'infermiere deve assicurarsi che gli assistenti di cura abbiano le informazioni necessarie per svolgere i loro compiti in modo sicuro ed efficace.
  - **Feedback**: gli assistenti di cura sono spesso i primi a osservare i cambiamenti nei pazienti; il loro feedback è essenziale.
- Con i tecnici di laboratorio :
  - **Trasmissione dei campioni**: Quando invia i campioni al laboratorio, l'infermiere deve assicurarsi che siano correttamente etichettati, conservati e accompagnati dalle informazioni necessarie.
  - **Interpretazione dei risultati**: gli infermieri possono richiedere chiarimenti sui risultati dei test, sul loro significato o sul loro impatto sulla gestione del paziente.
  - **Coordinamento dei campioni**: In alcuni casi, potrebbe essere necessario prelevare campioni specifici, che richiedono il coordinamento tra l'infermiere e il laboratorio.
- Con altri professionisti:
  - **Team interdisciplinari**: nel trattamento delle malattie infettive, gli infermieri possono interagire con fisioterapisti, dietologi, assistenti sociali e altri specialisti. Ogni professionista apporta una competenza unica e la comunicazione fluida tra loro è fondamentale per la cura complessiva del paziente.

- **Riunioni d'équipe**: queste riunioni regolari servono per discutere i casi, sviluppare i piani di assistenza e risolvere i problemi.
- Documentazione:
  - Tutti gli scambi, le decisioni e le osservazioni devono essere accuratamente documentati. Questa documentazione non è solo un registro dell'assistenza al paziente, ma anche una fonte di informazioni per l'intero team medico.

La capacità dell'infermiere di comunicare in modo efficace ed empatico con l'intero team sanitario è essenziale per garantire la sicurezza e il benessere dei pazienti. Nel mondo frenetico delle malattie infettive, una comunicazione chiara, tempestiva e collaborativa può fare la differenza.

## • L'importanza del lavoro di squadra.

Il lavoro di squadra nel settore medico, in particolare nel campo delle malattie infettive, è fondamentale per un'assistenza ottimale al paziente. Non è solo una bella frase da recitare, ma una realtà cruciale per garantire un'assistenza di qualità e la massima sicurezza per i pazienti e il personale medico. Ecco un'esplorazione di questa dimensione collaborativa.

1. Competenze complementari :
Ogni membro dell'équipe medica contribuisce con una competenza specifica. Il medico stabilisce una diagnosi e un piano di trattamento, l'infermiere attua questo piano monitorando il paziente, l'assistente infermieristica fornisce un supporto essenziale nell'assistenza quotidiana, mentre il tecnico di laboratorio fornisce informazioni vitali attraverso le analisi. Ognuno ha un ruolo da svolgere, ed è la loro combinazione a garantire un'assistenza olistica al paziente.

## 2. Comunicazione fluida:

Un'assistenza efficace dipende da una comunicazione trasparente tra tutti i membri del team. Le informazioni mancanti o fraintese possono avere gravi conseguenze. Lavorare in team assicura che le informazioni cruciali siano condivise e comprese da tutti.

## 3. Continuità delle cure:

Quando il lavoro viene svolto in team, la transizione tra i turni diurni e notturni, tra i diversi reparti e persino durante le vacanze è migliore. Questo assicura che i pazienti beneficino della continuità dell'assistenza, senza lacune.

## 4. Supporto psicologico ed emotivo:

Il campo delle malattie infettive può essere emotivamente drenante. I membri del team possono sostenersi a vicenda nei momenti difficili, offrendo conforto nelle situazioni di stress o dopo giornate particolarmente pesanti.

## 5. Processo decisionale collaborativo:

Di fronte a un caso complesso o a un dilemma etico, il team può riunirsi per discutere le diverse opzioni, soppesare i vantaggi e gli svantaggi e raggiungere una decisione informata.

## 6. Formazione e apprendimento continui:

All'interno di un team, i membri possono imparare gli uni dagli altri e condividere conoscenze, consigli e tecniche. Questo crea un ambiente dinamico e gratificante, in cui le competenze vengono continuamente aggiornate.

## 7. Sicurezza :

Lavorando in squadra, si riducono le possibilità di commettere errori. Se un membro del team è incerto o stanco, un altro membro può controllare, confermare o correggere. Questo doppio controllo garantisce una maggiore sicurezza per il paziente.

Il lavoro di squadra trascende la semplice somma delle competenze individuali. Crea un ambiente in cui l'esperienza collettiva viene messa al servizio del paziente, fornendo la migliore assistenza possibile. Nel campo complesso ed esigente delle malattie infettive, la collaborazione non è solo vantaggiosa, ma assolutamente essenziale.

# Rapporti con i pazienti

### • Accogliere e rassicurare il paziente.

L'accoglienza dei pazienti e la costruzione della loro fiducia sono fasi essenziali del processo di cura, soprattutto in un reparto specializzato come quello di Malattie Infettive. Quando i pazienti arrivano, possono essere ansiosi, spaventati o incerti su cosa aspettarsi. Prendersi cura di loro fin dall'inizio può avere un impatto significativo sulla loro esperienza complessiva e sulla loro collaborazione durante la degenza.

1. Primo contatto - L'importanza di un'accoglienza calorosa :
Quando arriva un paziente, la prima impressione è fondamentale. Un sorriso, un atteggiamento cordiale e un ascolto attento possono rilassare immediatamente un paziente. L'infermiere deve presentarsi, spiegare il suo ruolo e assicurare al paziente che è in buone mani.

2. Ambiente :
Un ambiente pulito, ben organizzato e tranquillo può contribuire a rassicurare i pazienti. Anche piccoli dettagli, come assicurarsi che la stanza abbia una temperatura confortevole, possono fare la differenza.

3. Comunicazione chiara e trasparente:
I pazienti possono avere dubbi sulla loro malattia o sul trattamento che stanno per ricevere. L'infermiere deve prendersi il tempo necessario per spiegare le procedure, gli esami e i farmaci e rispondere alle domande del paziente. Più il paziente è informato, meno è probabile che si senta ansioso o impotente.

4. Ascolto attivo :
È essenziale ascoltare attivamente le preoccupazioni o le paure del paziente. A volte, il semplice parlare ed essere ascoltati può alleviare gran parte dell'ansia del paziente.

5. Linguaggio del corpo :
Il contatto visivo, la postura aperta e i gesti rassicuranti possono trasmettere un senso di sicurezza e di cura. Il linguaggio del corpo può spesso comunicare molto di più delle sole parole.

6. Garantire il comfort:
Controllare regolarmente se il paziente è a suo agio, se ha bisogno di qualcosa o se ha qualche preoccupazione, è un modo semplice ma efficace per rassicurarlo.

7. Presenza costante :
Anche se l'infermiera è impegnata, passare di tanto in tanto, anche brevemente, per controllare il paziente o semplicemente per fargli sapere che non è solo, può avere un effetto rassicurante.

8. Coinvolgere la famiglia :
Se possibile e desiderato dal paziente, coinvolgere la famiglia o gli amici più stretti può essere una fonte di conforto. Possono essere rassicurati insieme e la presenza di persone familiari può portare ulteriore tranquillità.

9. Riservatezza e rispetto:
È fondamentale rispettare la privacy dei pazienti e garantire la riservatezza delle loro informazioni mediche. Questo rafforza la fiducia tra paziente e infermiere.

10. Professionalità :
Oltre ad essere empatici e comprensivi, gli infermieri devono anche dimostrare una professionalità incrollabile. La fiducia dei pazienti si rafforza quando sanno di essere nelle mani di un professionista competente.

Accogliere i pazienti e farli sentire a proprio agio non sono semplici gesti di cortesia, ma elementi fondamentali dell'assistenza al paziente. Un paziente rassicurato è più collaborativo, comprende meglio il suo trattamento e si sente valorizzato, il che può avere un impatto positivo sul suo recupero e sull'esperienza complessiva del sistema di cura.

## • **Educare i pazienti sulla loro malattia.**
Educare i pazienti sulla loro malattia è una parte essenziale della loro assistenza, soprattutto in un reparto specializzato come quello di Malattie Infettive. L'educazione consente ai pazienti di comprendere meglio la loro situazione, di partecipare attivamente alla loro cura e di prendere decisioni informate. Ecco come questa educazione può essere svolta in modo efficace ed empatico.

1. Stabilire una connessione :
Prima di entrare nei dettagli medici, è fondamentale stabilire un rapporto di fiducia con il paziente. Questo si ottiene ascoltando attivamente, comprendendo le sue preoccupazioni e convalidando i suoi sentimenti.

2. Valutazione della conoscenza del paziente:
Porre domande per scoprire cosa il paziente sa già della sua malattia. Questo fornisce una base su cui costruire ed

evita di ripetere informazioni già note o di correggere idee sbagliate.

### 3. Spiegazione chiara e concisa:
Utilizzi un linguaggio semplice ed eviti il gergo medico, ove possibile. Le analogie o le metafore possono aiutare a spiegare concetti complicati. Ad esempio, per spiegare un'infezione si potrebbe paragonare il sistema immunitario ad un esercito che difende un castello dagli invasori.

### 4. Ausili visivi :
Diagrammi, grafici o modelli possono aiutare i pazienti a visualizzare e comprendere la loro malattia. Ad esempio, mostrare come un batterio o un virus entra in una cellula può aiutare a comprendere il processo infettivo.

### 5. Implicazioni della diagnosi :
Spieghi cosa significa la diagnosi in termini di progressione della malattia, trattamento, potenziali effetti collaterali e prognosi. Fornisca anche informazioni sui fattori che possono influenzare la progressione, come l'alimentazione, l'attività fisica o lo stress.

### 6. Trattamenti disponibili :
Descrivere i diversi trattamenti disponibili, i loro vantaggi e svantaggi e il motivo per cui è stato consigliato un determinato trattamento. Questo dà al paziente un senso di controllo e di coinvolgimento.

### 7. Autogestione :
Istruire il paziente sui modi per gestire la sua malattia a casa, come l'assunzione di farmaci, il riconoscimento dei segni di peggioramento della malattia o i cambiamenti dello stile di vita che possono essere utili.

### 8. Risorse aggiuntive :
Fornire opuscoli, siti web o gruppi di sostegno dove il paziente può ottenere ulteriori informazioni o supporto. È

essenziale che queste risorse siano affidabili e basate su prove.

## 9. Tempo di domande :

Lasciare sempre il tempo al paziente di fare domande. Spesso è in questo momento che vengono rivelate le preoccupazioni o i malintesi, che possono essere affrontati.

## 10. Follow-up :

Programmare appuntamenti di follow-up per valutare la comprensione del paziente, rispondere a nuove domande e fornire ulteriori informazioni, se necessario.

Informando i pazienti sulla loro malattia, gli infermieri non solo dimostrano empatia e sostegno, ma li mettono anche in grado di assumere il controllo della propria salute. Un paziente ben informato è meglio equipaggiato per gestire la propria malattia, prendere decisioni informate e collaborare con il proprio team medico per ottenere i migliori risultati possibili.

# Capitolo 3

# COMPETENZE TECNICHE ESSENZIALI

# Campionamento e analisi

## • Come prelevare campioni sterili.

Il prelievo di campioni in modo sterile è un'abilità fondamentale per tutti gli operatori sanitari, in particolare per quelli che lavorano nel campo delle malattie infettive. Il mantenimento della sterilità durante la raccolta dei campioni garantisce l'assenza di contaminazione, che potrebbe alterare i risultati dei test. Ecco un approccio dettagliato a questa procedura:

1. Preparazione :
   • Si lavi accuratamente le mani con acqua e sapone per almeno 20 secondi. Se questo non è possibile, utilizzi un disinfettante per mani a base di alcol.
   • Indossi guanti sterili. Si assicuri di toccare solo la parte esterna del guanto per evitare la contaminazione.
   • Tenga a portata di mano tutti i materiali necessari: tamponi, provette, contenitori, ecc.

2. Scegliere l'attrezzatura giusta:
   • Assicurarsi che tutti i contenitori e i tamponi siano sterili. Devono essere confezionati singolarmente e non aperti fino a poco prima della raccolta.
   • Utilizzi il giusto tipo di contenitore o tampone per il campione da prelevare (urina, sangue, tampone della gola, ecc.).

3. Preparazione del sito di campionamento:
   • In alcuni casi, il sito di campionamento deve essere pulito per rimuovere i contaminanti superficiali. Utilizzi un tampone di alcol o un altro antisettico adatto.
   • Lasci asciugare il sito in modo che l'antisettico sia efficace e per evitare di diluire il campione.

4. Raccolta dei campioni:
- Proceda rapidamente ma con attenzione per ridurre al minimo il rischio di contaminazione.
- Per i tamponi (ad esempio, gola, naso), inserire delicatamente il tampone, ruotarlo per raccogliere il campione, quindi rimuoverlo senza toccare altre superfici.
- Per i campioni di sangue, inserire l'ago nella vena, prelevare il sangue nella provetta fornita, quindi rimuovere l'ago, facendo attenzione a non contaminarlo.
- Per i campioni di urina, può essere necessario raccogliere la 'porzione centrale' dell'urina per evitare le contaminazioni dell'inizio e della fine del flusso di urina.

5. Stoccaggio e trasporto :
- Metta il campione nel contenitore fornito.
- Chiuda bene il contenitore per evitare perdite e contaminazioni.
- Etichettare il contenitore con i dettagli rilevanti: nome del paziente, data, tipo di campione, ecc.
- Collocare il campione in un sacchetto di trasporto per rischi biologici o in un contenitore adatto.
- Lo consegni al laboratorio il prima possibile per garantire risultati affidabili.

6. Smaltimento :
- Smaltire tutti i materiali usati (guanti, tamponi, tamponi) in un contenitore per il rischio biologico.
- Si lavi di nuovo accuratamente le mani.

Seguendo questi passaggi, gli infermieri e gli altri operatori sanitari possono assicurarsi che i campioni raccolti siano affidabili e privi di contaminazione, garantendo risultati accurati.

## • Conoscenza dei test diagnostici comuni.

La conoscenza dei test diagnostici comuni è essenziale per gli infermieri che lavorano nel reparto di malattie infettive. Questi test permettono di identificare l'agente infettivo responsabile, di monitorare la progressione della malattia e di valutare l'efficacia dei trattamenti. Ecco una panoramica dei test diagnostici comunemente utilizzati nelle malattie infettive:

1. Emocoltura :
Viene prelevato un campione di sangue per identificare i batteri o i funghi presenti nel sangue. È fondamentale per diagnosticare la setticemia.

2. Tamponi :
Questo può essere fatto da vari siti, come la gola, il naso o le ferite, per rilevare la presenza di microrganismi. I tamponi possono essere testati per verificare la presenza di batteri, virus o altri agenti infettivi.

3. Analisi delle urine:
Utile per rilevare le infezioni del tratto urinario. Comprende la coltura dell'urina per identificare i batteri e l'esame microscopico per individuare leucociti, eritrociti e batteri.

4. Test rapido dell'antigene :
Utilizzato per identificare rapidamente alcuni microrganismi, rilevando i loro antigeni. Ad esempio, il test rapido dell'antigene streptococcico per le infezioni da streptococco di gruppo A.

5. PCR (reazione a catena della polimerasi) :
Una tecnica che amplifica il DNA o l'RNA di un agente patogeno per facilitarne l'individuazione. La PCR viene spesso utilizzata per diagnosticare le infezioni virali, come l'HIV, l'epatite o la COVID-19.

6. Test sierologici :
Questi test rilevano gli anticorpi prodotti dall'organismo in risposta a un'infezione. Sono utili per identificare le infezioni virali, come la mononucleosi o l'epatite, o per determinare se una persona è immune a determinate malattie.

7. Radiografia e imaging :
Una radiografia del torace può aiutare a diagnosticare la polmonite. Altre tecniche di imaging, come la TAC o la risonanza magnetica, possono essere utilizzate per individuare le infezioni in altre parti del corpo.

8. Test di suscettibilità agli antibiotici :
Una volta identificato un batterio, si può testare la sua suscettibilità a diversi antibiotici. Ciò guida i medici nella scelta del trattamento più efficace.

9. Puntura lombare:
Una procedura in cui si preleva un campione di liquido cerebrospinale dalla colonna vertebrale. È essenziale per diagnosticare infezioni come la meningite.
10. Biopsia e istopatologia:
In alcuni casi, può essere prelevato un piccolo campione di tessuto ed esaminato al microscopio per cercare segni di infezione.

Per gli infermieri, la comprensione di questi test è fondamentale, non solo per somministrarli e gestirli correttamente, ma anche per educare e informare i pazienti. Inoltre, li aiuta a capire e ad anticipare le potenziali esigenze del paziente, a interpretare i risultati nel contesto clinico e a collaborare efficacemente con il team medico per fornire un'assistenza ottimale.

# Somministrazione di farmaci

- **Terapia antibiotica: somministrazione e monitoraggio.**

La terapia antibiotica è la spina dorsale del trattamento di molte infezioni batteriche. Il suo scopo è quello di uccidere o inibire la crescita dei batteri. Per gli infermieri del reparto di malattie infettive, una conoscenza approfondita della somministrazione e del monitoraggio degli antibiotici è essenziale per garantire un trattamento efficace e minimizzare i potenziali effetti collaterali.

1. Selezione degli antibiotici :
Prima della somministrazione, è fondamentale confermare la necessità di un antibiotico, assicurarsi della sua idoneità per l'agente infettivo sospetto e verificare la suscettibilità dei batteri all'antibiotico (utilizzando un test di suscettibilità).

2. Via di somministrazione :
- **Orale**: in forma di compresse, capsule o liquidi. Importante per il trattamento domiciliare o per le infezioni meno gravi.
- **Per via endovenosa (IV):** per le infezioni più gravi o quando il paziente non può assumere farmaci per via orale.
- **Intramuscolare (IM):** meno comune, ma utilizzato per determinati farmaci o situazioni.

3. Dosaggio e frequenza :
È fondamentale assicurarsi che il paziente riceva la dose corretta all'intervallo giusto. Una dose errata o un intervallo inappropriato possono ridurre l'efficacia del trattamento o aumentare il rischio di effetti collaterali.

4. Monitoraggio dell'efficacia:
- Monitorare i sintomi del paziente per assicurarsi che stiano migliorando.
- Monitorare le colture (ad esempio, le emocolture) per verificare che i batteri siano diminuiti o scomparsi.
- Esegua esami regolari per monitorare la carica batterica o altri indicatori di infezione.

5. Monitoraggio degli effetti collaterali :
Gli antibiotici possono avere una serie di effetti collaterali, dalle reazioni allergiche ai problemi gastrointestinali.
- **Reazioni allergiche**: rash cutaneo, prurito, gonfiore, difficoltà respiratorie. In rari casi, può verificarsi una reazione anafilattica grave.
- **Effetti gastrointestinali**: nausea, vomito, diarrea.
- **Effetti sulla flora intestinale**: alcuni antibiotici possono alterare l'equilibrio dei batteri 'buoni' nell'intestino, provocando infezioni da Clostridium difficile.
- **Interazioni farmacologiche**: alcuni antibiotici possono interagire con altri farmaci, alterandone l'efficacia o gli effetti collaterali.

6. Educazione del paziente :
È fondamentale informare i pazienti dell'importanza di completare l'intero ciclo di trattamento, anche se si sentono meglio. Questo riduce il rischio di resistenza agli antibiotici. I pazienti devono anche essere informati dei potenziali effetti collaterali e della necessità di segnalare eventuali sintomi insoliti.

7. Resistenza agli antibiotici :
Gli infermieri devono essere consapevoli del rischio di resistenza agli antibiotici. L'uso inappropriato o eccessivo di antibiotici può portare alla comparsa di batteri resistenti, rendendo le infezioni più difficili da trattare.

La corretta somministrazione e il monitoraggio degli antibiotici sono essenziali per massimizzare la loro efficacia e minimizzare i rischi. L'infermiere svolge un ruolo centrale in questo processo, assicurandosi che il paziente riceva il farmaco giusto, alla dose giusta, al momento giusto, monitorando attentamente la risposta al trattamento e gli eventuali effetti collaterali.

## • Vaccinazione: tecniche e importanza.

La vaccinazione è uno dei modi più efficaci ed economici per prevenire le malattie infettive. Ha trasformato la salute pubblica, sradicando con successo malattie come il vaiolo e riducendo significativamente l'incidenza di altre malattie come la poliomielite, il morbillo e la difterite. Per gli infermieri specializzati in malattie infettive, la vaccinazione è un'abilità fondamentale.

1. Comprendere le basi:
   • **Agenti vaccinali**: i vaccini possono essere composti da agenti patogeni vivi attenuati, agenti inattivati, tossoidi o frammenti dell'agente patogeno.
   • **Meccanismo d'azione**: i vaccini imitano un'infezione senza causare la malattia. Stimolano il sistema immunitario a produrre una risposta, compresa la produzione di anticorpi. Se il paziente viene poi esposto al vero agente patogeno, il suo sistema immunitario può riconoscerlo e combatterlo rapidamente.

2. Tecniche di vaccinazione :
   • **Intramuscolare (IM)**: il vaccino viene iniettato nel muscolo, solitamente nel braccio o nella coscia.
   • **Sottocutaneo (SC)**: il vaccino viene iniettato sotto la pelle.
   • **Intradermico (ID)**: iniettato nello strato superiore della pelle.

- **Orale**: il vaccino viene somministrato per bocca, spesso in forma liquida.

3. Importanza della vaccinazione:
   - **Protezione individuale**: la vaccinazione protegge direttamente gli individui da malattie potenzialmente gravi.
   - **Immunità collettiva (o di gruppo)**: Quando un'ampia percentuale della popolazione è vaccinata, è più difficile che una malattia si diffonda. Questo protegge anche coloro che non possono essere vaccinati, come le persone immunocompromesse o allergiche a un vaccino.
   - **Sradicamento delle malattie** : Con una copertura vaccinale sufficiente, è possibile eliminare completamente alcune malattie.

4. Le sfide della vaccinazione :
   - **Esitazione al vaccino**: le preoccupazioni sulla sicurezza del vaccino, le convinzioni religiose o personali, o la mancanza di informazioni possono portare all'esitazione a farsi vaccinare.
   - **Accesso ai vaccini**: in alcune regioni o per alcune popolazioni, l'accesso ai vaccini può essere limitato a causa dei costi, dei problemi di distribuzione o dei conflitti.

5. Il ruolo dell'infermiere:
   - **Somministrazione**: gli infermieri svolgono spesso un ruolo centrale nella somministrazione dei vaccini, assicurandosi che venga utilizzata la tecnica corretta.
   - **Educazione**: informano i pazienti e le famiglie sui potenziali benefici e rischi associati alla vaccinazione e rispondono alle loro preoccupazioni.
   - **Monitoraggio**: dopo la vaccinazione, gli infermieri monitorano i pazienti per verificare eventuali effetti collaterali o reazioni avverse.

- **Tenuta dei registri**: gli infermieri assicurano che le vaccinazioni siano registrate correttamente, contribuendo a mantenere accurate le cartelle cliniche.

La vaccinazione è una parte fondamentale della medicina preventiva e gli infermieri di malattie infettive sono spesso in prima linea in questa iniziativa vitale. Non solo somministrano i vaccini, ma svolgono anche un ruolo cruciale nell'educazione dei pazienti e nel monitoraggio degli effetti post-vaccinazione.

# Gestione delle complicazioni

### • Identificare i segni di disagio in un paziente.
Identificare rapidamente i segni di sofferenza in un paziente è un'abilità cruciale per qualsiasi professionista sanitario, compresi gli infermieri di malattie infettive. Il riconoscimento precoce di questi segnali può consentire un intervento immediato, che può migliorare significativamente la prognosi del paziente. I segni di sofferenza possono variare a seconda dell'origine della sofferenza (respiratoria, cardiaca, neurologica, ecc.), ma alcuni segni e sintomi sono comunemente osservati in molte situazioni di sofferenza.

1. Disturbo respiratorio :
   - Respirazione rapida o superficiale.
   - Uso di muscoli accessori per respirare (come i muscoli del collo).
   - Cianosi (sfumatura bluastra della pelle, in particolare intorno alle labbra e alle unghie).
   - Suoni respiratori anomali, come il respiro affannoso o il russare.
   - Interruzione del discorso o incapacità di completare le frasi in un unico respiro.

- Agitazione o confusione a causa di un ridotto apporto di ossigeno al cervello.

2. Disturbo cardiaco :
   - Dolore o fastidio al petto.
   - Battito cardiaco irregolare.
   - Vertigini o giramenti di testa.
   - Respiro affannoso.
   - Sudore freddo.
   - Nausea o vomito.
   - Stanchezza inspiegabile.

3. Disturbi neurologici:
   - Cambiamenti improvvisi nella visione.
   - Confusione o stato mentale alterato.
   - Difficoltà a parlare o a capire.
   - Perdita di coordinazione o di equilibrio.
   - Improvvisa debolezza o intorpidimento, in particolare su un lato del corpo.
   - Mal di testa gravi o insoliti.

4. Disturbi gastrointestinali:
   - Vomito o diarrea gravi e persistenti.
   - Dolore addominale intenso.
   - Sangue nel vomito o nelle feci.
   - Distensione addominale.

5. Segni generali di sofferenza:
   - Improvvisa alterazione della coscienza.
   - Grave ansia o agitazione.
   - Pelle pallida, fredda o umida.
   - Tachicardia (frequenza cardiaca veloce) o bradicardia (frequenza cardiaca lenta).
   - Ipertensione o ipotensione.
   - Produzione di urina ridotta o assente.

6. Disturbo psicologico :
   - Disorientamento o confusione.

- Paranoia o allucinazioni.
- Discorso incoerente o pensieri disorganizzati.
- Comportamento agitato o aggressivo.
- Ideazione suicida o comportamento autodistruttivo.

Di fronte a questi segnali, è essenziale un intervento rapido. Gli infermieri devono valutare la situazione, stabilizzare il paziente per quanto possibile, informare rapidamente il team medico e preparare il paziente per ulteriori interventi o diagnosi, se necessario. Svolgono anche un ruolo chiave nella comunicazione con il paziente e la famiglia, fornendo informazioni, supporto e guida durante questi momenti critici.

## • Primo soccorso in caso di distress respiratorio, shock settico, ecc.

La cura immediata di un paziente in difficoltà è fondamentale per stabilizzare le sue condizioni e prevenire possibili complicazioni. Gli infermieri, che spesso sono in prima linea, devono essere ben addestrati al primo soccorso in diverse situazioni di emergenza. Ecco come affrontare il distress respiratorio, lo shock settico e altre emergenze comuni:

1. Disturbo respiratorio :
   - **Posizione**: si assicuri che il paziente sia in posizione semi-seduta per facilitare la respirazione.
   - **Vie aeree**: verificare che le vie aeree del paziente siano libere. Rimuovere qualsiasi ostruzione visibile.
   - **Ossigeno**: somministrare ossigeno in conformità alle linee guida o ai protocolli locali.
   - **Valutazione**: ascoltare la respirazione del paziente con uno stetoscopio per identificare eventuali rumori anomali.
   - **Farmaci**: se prescritti, somministrare broncodilatatori o altri farmaci necessari.

- **Monitoraggio**: continuare a monitorare il paziente ed essere pronti a intervenire in caso di arresto respiratorio.

2. Shock settico :
   - **Riconoscimento**: identificare rapidamente i sintomi dello shock settico, come confusione, respirazione rapida, tachicardia, febbre o ipotermia e pressione bassa.
   - **Fluidi**: i fluidi per via endovenosa devono essere somministrati immediatamente per aumentare la pressione sanguigna.
   - **Farmaci**: gli antibiotici devono essere somministrati il prima possibile, idealmente dopo il prelievo delle emocolture.
   - **Monitoraggio**: monitorare i segni vitali, la diuresi e l'ossigenazione del paziente. Adattare il trattamento in base ai progressi del paziente.
   - **Supporto**: l'assistenza respiratoria e i farmaci vasoattivi possono essere necessari per mantenere un'adeguata ossigenazione e pressione sanguigna.

3. Arresto cardiaco :
   - **Chiamare**: avvertire immediatamente il team medico o chiedere a qualcun altro di farlo.
   - **Rianimazione cardiopolmonare (RCP)**: iniziare immediatamente la RCP se il paziente non mostra segni di vita.
   - **Defibrillazione**: utilizzare un defibrillatore automatico esterno (DAE), se disponibile, seguendo le istruzioni del dispositivo.
   - **Farmaci**: a seconda dei protocolli locali, somministrare farmaci come l'adrenalina.

4. Emorragia maggiore:
- **Compressione**: applicare una pressione diretta sulla ferita con una benda o un panno pulito per arrestare l'emorragia.
- **Elevazione**: se possibile, elevi la parte del corpo che sta sanguinando.
- **Monitoraggio**: monitorare i segni vitali del paziente. Assicurarsi che non mostri segni di shock dovuti alla perdita di sangue.
- **Trattamenti aggiuntivi**: a seconda della situazione, possono essere necessari punti di sutura, graffette o altri interventi.

In tutti i casi, una volta stabilizzata la situazione immediata, è fondamentale valutare la causa sottostante del problema e fornire un trattamento adeguato. La formazione continua e la pratica regolare delle tecniche di primo soccorso sono essenziali per garantire un trattamento efficace nelle situazioni di emergenza.

# Capitolo 4

# MISURE IGIENICHE E PREVENIRE LA TRASMISSIONE

# Principi di base igiene ospedaliera

- **Lavarsi le mani, indossare i DPI (dispositivi di protezione individuale).**
  La prevenzione delle infezioni è un pilastro fondamentale dell'assistenza infermieristica, e questo è particolarmente vero in un reparto dedicato alle malattie infettive. Il lavaggio delle mani e l'uso appropriato dei dispositivi di protezione individuale (DPI) sono due misure essenziali per ridurre al minimo la trasmissione di agenti infettivi.

  Lavaggio a mano :
  Il lavaggio delle mani è uno dei modi più efficaci per prevenire la trasmissione delle infezioni.
  - Quando lavarsi le mani:
    - Prima e dopo qualsiasi contatto diretto con il paziente.
    - Prima di eseguire un compito asettico.
    - Dopo aver tolto i guanti.
    - Dopo il contatto con fluidi corporei, membrane mucose, medicazioni non intatte o oggetti sporchi.
    - Dopo aver toccato l'ambiente immediato del paziente.
  - Come lavarsi le mani:
    - Utilizzi acqua e sapone per il lavaggio manuale o una soluzione idroalcolica per la disinfezione senza acqua.
    - Strofini le mani tra loro, senza dimenticare le aree tra le dita, il dorso delle mani e i pollici.
    - Sciacqui e asciughi accuratamente.

  Indossare i DPI :
  L'uso appropriato dei DPI è essenziale per proteggere sia gli operatori sanitari che i pazienti.
  - Tipi di DPI :

- **Guanti**: per proteggere le mani a contatto con fluidi corporei, membrane mucose o pelle non integra.
- **Maschere e respiratori**: per proteggere il naso e la bocca dalle goccioline e dalle particelle trasportate dall'aria.
- **Protezione degli occhi**: come occhiali o schermi facciali, per proteggere gli occhi da schizzi o gocce.
- **Camici**: per proteggere la pelle e prevenire la contaminazione degli indumenti durante l'esposizione agli agenti infettivi.
- Indossare e togliere i DPI:
  - La familiarità con la procedura corretta per indossare e togliere i DPI è fondamentale per evitare la contaminazione incrociata.
  - **Adattamento**: proceda sempre dal più pulito al meno pulito. Ad esempio, indossi prima la maschera, poi il camice e infine i guanti.
  - **Rimozione**: faccia il contrario. Inizi con l'articolo più sporco, generalmente i guanti, poi il camice e infine la maschera.
  - Si lavi sempre le mani dopo aver tolto i DPI.

- Manutenzione dei DPI :
  - Molti DPI sono monouso e devono essere utilizzati una sola volta.
  - Per i DPI riutilizzabili, si assicuri di pulirli e disinfettarli secondo le istruzioni del produttore e i protocolli ospedalieri.

La formazione e i richiami regolari sull'uso corretto dei DPI e del lavaggio delle mani sono essenziali per garantire che queste pratiche siano costantemente seguite e aggiornate in linea con le ultime raccomandazioni.

## • Disinfezione delle superfici e gestione dei rifiuti medici.

La disinfezione delle superfici e la corretta gestione dei rifiuti medici sono elementi essenziali per mantenere un ambiente sicuro e ridurre al minimo il rischio di infezioni. Queste pratiche sono fondamentali per proteggere i pazienti, il personale medico e il pubblico in generale.

Disinfezione delle superfici :

- **Perché è essenziale**: le superfici possono essere facilmente contaminate da microrganismi patogeni, soprattutto in ambito medico. Una disinfezione regolare è quindi fondamentale per evitare la loro diffusione.
- Tipi di disinfettanti :
    - Disinfettanti a base di alcol.
    - Agenti ossidanti, come la candeggina.
    - Derivati dell'ammonio quaternario.
    - E molti altri, a seconda delle esigenze e del tipo di agente patogeno.
- Procedura:
    - Per prima cosa, pulisca la superficie con acqua e detergente per rimuovere lo sporco visibile.
    - Applichi il disinfettante secondo le istruzioni del produttore.
    - Lasci agire per il tempo consigliato per un'efficacia ottimale.
    - Risciacqui se necessario.
- **Frequenza**: alcune superfici, in particolare quelle che vengono toccate frequentemente (maniglie delle porte, maniglioni, superfici di lavoro), devono essere disinfettate regolarmente, anche più volte al giorno nelle aree ad alto rischio.

Gestione dei rifiuti medici :
- Classificazione:
  - **Rifiuti infettivi**: materiale contaminato da sangue o altri fluidi corporei, come medicazioni, guanti, siringhe, ecc.
  - **Rifiuti taglienti**: Aghi, bisturi e altri oggetti che possono perforare o tagliare.
  - **Rifiuti farmaceutici**: farmaci scaduti, inutilizzati o contaminati.
  - **Rifiuti chimici**: disinfettanti, solventi, ecc.
  - **Rifiuti radioattivi** : Prodotti o materiali esposti alle radiazioni.
- Collezione :
  - Utilizzi contenitori specifici per ogni tipo di rifiuto.
  - I rifiuti taglienti devono essere collocati in contenitori rigidi e a tenuta stagna per evitare incidenti.
  - I sacchi per i rifiuti infettivi devono essere robusti e resistenti alle forature.
- Stoccaggio e trasporto :
  - Conservi i rifiuti in un luogo sicuro, lontano dal pubblico e dalle aree ad alto traffico.
  - Il trasporto deve essere effettuato da personale qualificato, utilizzando contenitori chiusi ed etichettati.
- Trattamento e smaltimento :
  - L'incenerimento è comunemente utilizzato per i rifiuti infettivi e i rifiuti taglienti.
  - I rifiuti chimici richiedono un trattamento specifico per neutralizzarli.
  - I rifiuti farmaceutici possono essere inceneriti o neutralizzati a seconda della loro natura.
- Prevenzione degli incidenti :
  - La formazione continua del personale è essenziale per prevenire gli incidenti.
  - Indossi i DPI quando maneggia i rifiuti.

- Non ricapitolare mai gli aghi dopo l'uso.

La disinfezione delle superfici e la gestione rigorosa dei rifiuti medici sono essenziali per garantire un ambiente sicuro. La formazione, le procedure standardizzate e la vigilanza costante sono le chiavi per prevenire le infezioni e proteggere tutti.

# Isolamento del paziente

## Tipi di isolamento: a contatto, a goccia, per via aerea.

L'isolamento è una misura preventiva comunemente utilizzata negli ospedali per evitare la diffusione di agenti infettivi. I protocolli di isolamento si basano sulle modalità di trasmissione di un particolare agente patogeno. Comprendere e applicare correttamente questi tipi di isolamento è essenziale per proteggere sia i pazienti che il personale medico.

1. Isolamento del contatto :
- **Obiettivo**: prevenire la trasmissione di agenti patogeni diffusi tramite contatto diretto (toccando il paziente) o indiretto (toccando oggetti o superfici che il paziente ha toccato).
- **Indicazioni comuni:** Infezioni da Clostridium difficile, stafilococco aureo resistente alla meticillina (MRSA), Enterobacteriaceae resistenti ai carbapenemi, ecc.
- Misure preventive :
  - Utilizzare guanti e camici quando si entra nella stanza del paziente.
  - Disinfezione regolare delle superfici.
  - Lavare frequentemente le mani con acqua e sapone o con una soluzione idroalcolica.

2. Isolamento tramite gocce :
- **Obiettivo**: prevenire la trasmissione di agenti patogeni che si diffondono attraverso grandi goccioline quando una persona infetta tossisce, starnutisce o parla.
- **Indicazioni comuni**: Influenza, pertosse, alcuni tipi di meningite, infezione da parvovirus B19, ecc.
- Misure preventive :
  - Indossare una mascherina chirurgica quando si entra nella stanza del paziente.
  - I pazienti devono indossare una maschera quando vengono trasportati fuori dalla loro stanza.
  - Le visite devono essere limitate e i visitatori devono essere informati dell'importanza di indossare una maschera.

3. Isolamento per via aerea :
- **Obiettivo**: prevenire la trasmissione di agenti patogeni diffusi da particelle sottili che possono rimanere sospese nell'aria per lunghi periodi.
- **Indicazioni comuni**: Tubercolosi, varicella, morbillo e alcuni ceppi di influenza altamente patogeni.
- Misure preventive :
  - Utilizzo di un respiratore N95 o di un respiratore a purificazione d'aria alimentato (PAPR) quando entra nella stanza del paziente.
  - La camera del paziente deve essere in pressione negativa per evitare la fuoriuscita di particelle trasportate dall'aria.
  - Le porte delle camere da letto devono rimanere chiuse e i pazienti devono rimanere nelle loro stanze il più possibile.
  - I pazienti devono indossare una maschera chirurgica se devono essere trasportati fuori dalla loro stanza.

Per ogni tipo di isolamento, è importante seguire rigorosamente le raccomandazioni, esporre chiaramente le precauzioni di isolamento fuori dalla stanza del paziente e assicurarsi che il paziente, i suoi familiari e i visitatori comprendano l'importanza e le ragioni di queste misure. La formazione e l'addestramento continui del personale medico sono essenziali per garantire l'efficacia di questi protocolli di isolamento.

## • Implementare e rispettare i protocolli.

Implementare e rispettare scrupolosamente i protocolli ospedalieri è essenziale per garantire la sicurezza dei pazienti e del personale medico. I protocolli sono progettati per fornire un'assistenza di alta qualità, minimizzare gli errori medici e ridurre la diffusione delle infezioni. Affrontiamo questo argomento in modo fluido.

### Stesura di protocolli:

Tutto inizia con la definizione di protocolli. In genere sono il risultato di una collaborazione tra esperti medici, basata sulle migliori prove scientifiche disponibili. Questi protocolli riflettono una combinazione di ricerca clinica, esperienza e consenso professionale.

### L'importanza dei protocolli:

I protocolli fungono da bussola per il personale di assistenza. Forniscono linee guida chiare sulle procedure da seguire, assicurando che ogni paziente riceva lo stesso livello di assistenza di qualità. Svolgono inoltre un ruolo cruciale nella prevenzione e nel controllo delle infezioni, riducendo al minimo i rischi associati a pratiche incoerenti o errate.

### Implementazione dei Protocolli:

Una volta sviluppato, un protocollo deve essere introdotto correttamente. Questo spesso comporta una formazione per garantire che tutti siano consapevoli della sua esistenza e ne comprendano l'importanza. Workshop, simulazioni e dimostrazioni pratiche possono essere strumenti preziosi a questo proposito.

**Sorveglianza e rispetto:**
Ma stabilire un protocollo non è sufficiente. È altrettanto fondamentale monitorare regolarmente la conformità. Per valutare la conformità, si possono effettuare degli audit interni. Se si osservano delle deviazioni, è necessario identificarne le cause, sia che siano legate a una mancanza di conoscenza del protocollo, a risorse insufficienti o ad altri fattori.

**Aggiornamenti del protocollo:**
La medicina è un campo in costante evoluzione. Vengono pubblicate nuove ricerche, sviluppati nuovi metodi e introdotte nuove apparecchiature. Di conseguenza, i protocolli devono essere regolarmente rivisti e aggiornati per riflettere questi progressi.

**Cultura della sicurezza:**
Il successo dell'implementazione e del rispetto dei protocolli dipende in larga misura dalla cultura della struttura. L'adozione di una cultura della sicurezza, in cui tutti sono incoraggiati a segnalare i problemi senza timore di ritorsioni, è essenziale. In un ambiente di questo tipo, gli errori sono visti come opportunità di apprendimento e non come colpe da punire.

**L'impegno di tutti:**
Infine, il rispetto dei protocolli è una responsabilità condivisa. Dal primario all'inserviente, passando per gli infermieri, i tecnici e persino i pazienti, tutti hanno un ruolo da svolgere per garantire che le procedure siano seguite alla lettera.

I protocolli sono più che semplici documenti: riflettono la migliore pratica medica. La loro rigorosa attuazione e l'incrollabile conformità garantiscono la qualità dell'assistenza, la sicurezza del paziente e la reputazione della struttura. Nel settore medico, dove i margini di errore sono spesso esigui, è imperativo che ogni azione sia guidata da un'esperienza comprovata e da linee guida chiare.

# Prevenzione nella comunità

### • Educare il pubblico sulle malattie infettive.

Educare il pubblico sulle malattie infettive è di importanza cruciale, non solo per proteggere gli individui, ma anche per salvaguardare la salute della comunità nel suo complesso. Un pubblico ben informato è più preparato a prendere decisioni consapevoli sulla propria salute e ad adottare comportamenti preventivi. Ecco un'esplorazione di questo tema in termini fluidi e approfonditi.

**La comprensione delle** malattie infettive inizia con il riconoscimento che gli agenti patogeni, come batteri, virus, funghi e parassiti, possono causare malattie nell'uomo. Questi agenti possono essere trasmessi in vari modi, come il contatto diretto, le goccioline, l'aria o i vettori come le zanzare.

**L'educazione** è il primo passo verso la prevenzione. Quando le persone comprendono come si diffonde una malattia, sono più propense ad adottare comportamenti che riducono il rischio di infezione. Ciò potrebbe includere cose semplici come lavarsi regolarmente le mani o rimanere a casa quando si è malati, per evitare di diffondere una malattia ad altri.

Anche la **demistificazione** è essenziale. Epidemie come la COVID-19 hanno dimostrato come la disinformazione possa diffondersi tanto rapidamente quanto il virus stesso. È fondamentale che il pubblico abbia accesso a informazioni accurate e affidabili per contrastare miti e idee sbagliate.

**La vaccinazione** è un altro argomento cruciale nell'educazione alle malattie infettive. È fondamentale far capire al pubblico i benefici della vaccinazione, non solo per la protezione individuale, ma anche per la protezione di coloro che non possono essere vaccinati, attraverso il concetto di immunità di gregge.

Inoltre, un'**educazione sessuale** completa svolge un ruolo cruciale nella prevenzione delle malattie sessualmente trasmissibili. Una chiara comprensione delle pratiche di sesso sicuro e dei mezzi di protezione è essenziale per ridurre la diffusione di queste infezioni.

È anche importante educare il pubblico sulla **resistenza antimicrobica**, che sta diventando una seria minaccia per la salute globale. Comprendere i pericoli di un uso eccessivo o scorretto degli antibiotici è fondamentale per garantire la loro efficacia a lungo termine.

**La collaborazione** con i media è fondamentale per educare il pubblico. Gli operatori sanitari devono lavorare fianco a fianco con i giornalisti per garantire che le informazioni diffuse siano accurate e accessibili.

Educare il pubblico sulle malattie infettive è un investimento per il futuro. Un pubblico informato non solo è più preparato a proteggersi dalle infezioni, ma è anche più propenso a sostenere politiche e programmi che rafforzano la salute pubblica. In un mondo interconnesso, dove un'epidemia può diventare rapidamente una pandemia, questa educazione è più importante che mai.

### • Le campagne di vaccinazione e l'importanza dell'immunizzazione.

L'importanza delle campagne di vaccinazione e immunizzazione risiede fondamentalmente nella loro capacità di prevenire malattie potenzialmente mortali e di mantenere le comunità in salute. Con un approccio fluido, esaminiamo questo ruolo cruciale e il suo impatto sulla salute pubblica globale.

Nel corso dei secoli, le **malattie infettive** sono state implacabili mietitrici di vite umane. Dal vaiolo e dalla poliomielite al morbillo e alla difterite, queste malattie hanno decimato le popolazioni, lasciando dietro di sé comunità devastate. Ma grazie ai progressi della scienza e della medicina, abbiamo sviluppato vaccini efficaci che, se somministrati diffusamente, possono eliminare o ridurre significativamente queste minacce.

**Le campagne di vaccinazione** sono iniziative orchestrate che mirano a vaccinare un'ampia percentuale di popolazione contro una o più malattie specifiche. Spesso vengono lanciate in risposta alle epidemie, o come misura preventiva in aree in cui il rischio di epidemie è elevato. Queste campagne possono essere rivolte all'intera popolazione o a gruppi specifici, come i bambini o gli anziani.

La bellezza dell'**immunizzazione** sta nel suo duplice vantaggio. In primo luogo, protegge l'individuo che viene vaccinato. Se questa persona entra in contatto con l'agente infettivo, il suo sistema immunitario è pronto a combattere la malattia. Ma oltre a questa protezione individuale, c'è un beneficio collettivo. Quando una percentuale sufficientemente alta di una comunità viene immunizzata, si crea la cosiddetta **immunità di gregge** o **immunità di gruppo**. Ciò significa che anche le persone non immunizzate sono protette, perché la diffusione della malattia viene ostacolata. In questo modo, i più vulnerabili, come i neonati, gli anziani o coloro che non possono essere vaccinati per motivi medici, sono indirettamente protetti.

È fondamentale sottolineare l'importanza delle campagne di vaccinazione nel contesto **economico** e **sociale**. Le epidemie possono paralizzare le economie, con conseguente perdita di produttività e costi medici elevati. Le campagne di vaccinazione, sebbene richiedano un investimento iniziale, sono spesso molto meno costose rispetto ai costi di gestione di un'epidemia grave.

Ma l'immunizzazione non è priva di **sfide**. La sfiducia nei confronti dei vaccini, alimentata dalla disinformazione, può ostacolare gli sforzi di immunizzazione. Da qui l'importanza di educare il pubblico e di sfatare i miti che circondano i vaccini.

Le campagne di vaccinazione e l'importanza dell'immunizzazione trascendono le mere statistiche sanitarie. Incarnano la speranza di un mondo in cui i bambini possano crescere senza temere le malattie un tempo devastanti. Sono una testimonianza del potere della cooperazione umana e dell'innovazione scientifica, che lavorano insieme per forgiare un futuro più sano per tutti.

# Capitolo 5

# SFIDE
# EMOTIVE
# ED
# ETICHE

# Gestire lo stress e la carica emotiva

- **L'importanza della decompressione e del supporto tra colleghi.**
  Lavorare nel sistema sanitario, in particolare in un reparto di malattie infettive, può essere impegnativo sia dal punto di vista emotivo che fisico. La gravità delle situazioni, il contatto costante con la sofferenza umana e la pressione della responsabilità possono talvolta essere schiaccianti. In questo contesto, la decompressione e il sostegno tra colleghi non sono solo benefici: sono essenziali per il benessere degli assistenti e, a loro volta, per la qualità dell'assistenza offerta ai pazienti.

**La decompressione** è quella pausa mentale, quel respiro che permette all'individuo di allontanarsi momentaneamente dall'intensità del lavoro. Proprio come un subacqueo ha bisogno di decomprimere per evitare i pericoli della malattia da decompressione, gli operatori sanitari devono trovare dei momenti per scaricare la pressione accumulata. Che si tratti di brevi pause, discussioni con i colleghi o attività rilassanti dopo il lavoro, questi momenti di tregua sono essenziali per ricaricare le batterie mentali ed emotive.

**Il sostegno** dei **colleghi** gioca un ruolo fondamentale in questo processo. Chi meglio di un collega può comprendere le pressioni specifiche di una determinata situazione, o il dolore per la perdita di un paziente dopo una lunga battaglia? Parole di incoraggiamento, un sorriso o semplicemente un orecchio comprensivo possono fare una differenza significativa nella giornata di un assistente.

Questo supporto assume diverse forme:
- **Ascolto empatico**: il semplice atto di ascoltare senza giudicare permette alla persona di verbalizzare le proprie emozioni, chiarirle ed elaborarle.

- **Condividere le esperienze**: parlare con un collega che ha già affrontato situazioni simili può offrire spunti e strategie per gestire meglio le sfide presenti e future.
- **Collaborazione professionale**: lavorare insieme, condividere le responsabilità e scambiare idee può ridurre il senso di isolamento e migliorare l'efficacia clinica.
- **Mentore**: per i principianti, avere un mentore o un collega esperto che li guidi può essere un baluardo contro il burnout e aiutarli ad adattarsi meglio all'ambiente di lavoro.

Oltre al supporto interpersonale, è anche essenziale disporre di **strutture istituzionali** che promuovano il benessere dei caregiver. Ciò potrebbe includere sessioni di supervisione, programmi di benessere, formazione sulla resilienza o servizi di consulenza.

Lavorare nel settore medico, a causa della sua natura intrinsecamente stressante, richiede consapevolezza e misure attive per garantire il benessere degli operatori sanitari. La decompressione e il sostegno tra colleghi sono due elementi vitali in questa equazione, che assicurano non solo la salute mentale ed emotiva degli assistenti, ma anche una migliore qualità delle cure per i pazienti che servono.

## • Riconoscere i segni del burnout.

Riconoscere i segnali del burnout è fondamentale, non solo per il benessere individuale degli operatori sanitari, ma anche per la qualità dell'assistenza fornita ai pazienti. Il burnout è definito come l'esaurimento professionale derivante dallo stress cronico sul lavoro, spesso associato alla sensazione di essere sopraffatti e alla riduzione della soddisfazione lavorativa. Nel settore medico, in particolare per gli infermieri di malattie infettive, i rischi sono amplificati dalla natura emotivamente e fisicamente impegnativa del loro lavoro.

Il burnout si manifesta attraverso una serie di sintomi che possono interessare diverse dimensioni della persona: fisica, emotiva e comportamentale. Ecco come si manifestano questi sintomi:

- Sintomi fisici :
  - Stanchezza persistente, anche dopo una notte di sonno o giorni di riposo.
  - Disturbi del sonno, come l'insonnia.
  - Dolori muscolari o mal di testa frequenti.
  - Disturbi gastrointestinali.
  - Riduzione dell'immunità, con maggiore suscettibilità alle infezioni.
- Sintomi emotivi :
  - Sensazione di esaurimento e di vuoto emotivo.
  - Cinismo o distacco nei confronti del lavoro, dei pazienti o dei colleghi.
  - Sensazione di diminuzione della realizzazione personale o di non essere all'altezza del lavoro.
  - Perdita del significato o dello scopo del lavoro.
  - Sensazione di isolamento o di distacco dagli altri.
  - Ansia, irritabilità o depressione.
- Sintomi comportamentali :
  - Ritiro dalle responsabilità professionali.
  - Isolamento da colleghi o amici.
  - Procrastinazione o ritardo nel completare i compiti.
  - Aumento dell'uso di alcol, droghe o farmaci per rilassarsi o dormire.
  - Cambiamenti evidenti nell'appetito.
  - Assenteismo o pensieri di abbandono della professione.

È importante sottolineare che il burnout è un processo graduale e che i sintomi possono essere inizialmente impercettibili, prima di peggiorare nel tempo. Pertanto, è essenziale rimanere vigili e rendersi conto di questi segnali in lei e nei suoi colleghi.

Riconoscere i segnali del burnout è il primo passo per intervenire e cercare aiuto. Questo aiuto può assumere la forma di un supporto professionale, di modifiche alle condizioni di lavoro, di pause regolari o di tecniche di gestione dello stress. Soprattutto, però, è fondamentale riconoscere che il burnout non è una debolezza individuale, ma piuttosto il risultato di un insieme complesso di fattori spesso radicati nell'ambiente di lavoro.

# Dilemmi etici

## • Riservatezza e diritti dei pazienti.

La riservatezza e i diritti dei pazienti sono al centro dell'etica medica e costituiscono un pilastro fondamentale del rapporto tra operatore sanitario e paziente. Il rispetto della privacy, la protezione delle informazioni sensibili e il rispetto dell'autonomia del paziente non sono solo requisiti legali o etici, ma anche elementi cruciali per stabilire e mantenere la fiducia tra l'operatore sanitario e il paziente.

**La riservatezza** si riferisce alla protezione delle informazioni private sul paziente. Queste informazioni possono essere di natura medica, personale, sociale o finanziaria.

- **Protezione delle informazioni mediche**: tutte le informazioni relative alla salute del paziente, compresa l'anamnesi, i trattamenti in corso, i risultati degli esami e altri dati medici, devono rimanere strettamente confidenziali.

- **Comunicazione interprofessionale**: sebbene i caregiver debbano talvolta condividere informazioni per coordinare l'assistenza, questi scambi devono essere riservati e devono essere trasmesse solo le informazioni pertinenti e necessarie.
- **Conservazione sicura delle cartelle cliniche**: le cartelle cliniche devono essere conservate in modo sicuro, lontano da occhi indiscreti, e i sistemi elettronici devono essere protetti contro le violazioni dei dati.

**I diritti del paziente** comprendono una serie di garanzie volte a garantire che ogni paziente sia trattato con dignità, rispetto e autonomia. Questi diritti includono:
- **Diritto all'informazione**: ogni paziente ha il diritto di essere informato in modo chiaro e comprensibile sul suo stato di salute, sulle opzioni terapeutiche disponibili, sui rischi associati e così via.
- **Consenso informato**: prima di qualsiasi intervento o trattamento, i pazienti devono dare il loro consenso dopo essere stati pienamente informati delle implicazioni.
- **Rifiuto del trattamento**: I pazienti hanno il diritto di rifiutare un trattamento, anche se è vitale. In tali situazioni, l'infermiere e l'équipe medica devono rispettare questa scelta, assicurandosi che il paziente comprenda appieno le conseguenze della sua decisione.
- **Accesso alle cartelle cliniche**: i pazienti hanno il diritto di consultare la propria cartella clinica e di ottenerne una copia.
- **Diritto alla dignità e al rispetto**: indipendentemente da razza, sesso, religione, orientamento sessuale o qualsiasi altra caratteristica, ogni paziente deve essere trattato con dignità e rispetto.

La riservatezza e i diritti dei pazienti sono intrinsecamente legati. Le violazioni della riservatezza possono interferire con i diritti dei pazienti, in particolare con il loro diritto alla privacy. Al contrario, la trascuratezza dei diritti del paziente può portare a violazioni della riservatezza. Per gli infermieri e gli altri operatori sanitari, è fondamentale comprendere e rispettare questi principi, non solo per rispettare la legge e l'etica professionale, ma anche per fornire un'assistenza di qualità e guadagnare la fiducia dei pazienti.

- ## Gestire le situazioni difficili: rifiuto del trattamento, fine della vita, ecc.

Affrontare situazioni difficili è una parte intrinseca della professione medica. Per gli infermieri in particolare, che sono spesso in prima linea nell'assistenza e a stretto contatto con i pazienti e le loro famiglie, queste situazioni possono essere emotivamente cariche e difficili da gestire. Tra le situazioni più comuni ci sono il rifiuto del trattamento e le cure di fine vita.

Rifiuto del trattamento :
Il rifiuto di un trattamento da parte del paziente, qualunque sia il motivo, può essere fonte di frustrazione o incomprensione per il personale sanitario. Tuttavia, è essenziale :

- **Rispettare la scelta del paziente**: L'autonomia del paziente è fondamentale. Se il paziente è ritenuto in grado di prendere una decisione informata, la sua scelta deve essere rispettata, anche se l'équipe medica non è d'accordo.
- **Comprendere le ragioni del rifiuto**: parlare con il paziente per capire le ragioni del rifiuto può aiutare a dissipare i malintesi o a rispondere a preoccupazioni specifiche.
- **Fornire informazioni complete**: Assicurarsi che i pazienti abbiano tutte le informazioni necessarie per

73

comprendere le implicazioni della loro scelta. Questo include i potenziali rischi, benefici e alternative.

Assistenza alla fine della vita:
La fine della vita è un periodo delicato che richiede una grande sensibilità e un approccio incentrato sul paziente e sulla sua famiglia.

- **Gestione del dolore e del comfort**: l'obiettivo principale è garantire il comfort del paziente e gestire efficacemente il dolore e altri sintomi spiacevoli.
- **Comunicazione aperta**: una comunicazione onesta ed empatica con i pazienti e le loro famiglie è essenziale per comprendere i loro desideri, le loro preoccupazioni e le loro aspettative.
- **Supporto emotivo**: oltre all'assistenza fisica, è fondamentale fornire un supporto emotivo al paziente e alla sua famiglia, aiutandoli a gestire lo stress, la paura e il dolore.
- **Rispettare i desideri del paziente**: se il paziente ha espresso desideri specifici in merito alle cure di fine vita, come un testamento biologico o una direttiva anticipata, questi devono essere rispettati.

Gestire le emozioni degli infermieri:
È anche essenziale riconoscere l'impatto emotivo che queste situazioni possono avere sugli infermieri stessi.

- **Fare un passo indietro**: riconoscere le proprie emozioni e prendersi un momento per respirare o ricentrarsi può aiutarla ad affrontare la situazione con più calma.
- **Supporto dei colleghi**: parlare con un collega o un supervisore può offrire una prospettiva diversa e un supporto emotivo.
- **Chiedere supervisione o consulenza**: in alcune situazioni, può essere utile consultare uno psicologo o un consulente specializzato in cure mediche per affrontare emozioni complesse o dilemmi etici.

In tutte queste situazioni, è fondamentale ricordare che ogni paziente è unico, con le proprie convinzioni, valori e desideri. Un approccio incentrato sul paziente, basato sull'empatia, il rispetto e la comunicazione, è la chiave per gestire efficacemente queste situazioni difficili.

# Capitolo 6

# CASI SPECIALI
# E
# LE
# MALATTIE
# EMERGENTI

# Epidemie e pandemie :
# Il ruolo dell'infermiere

## • Gestione delle crisi e adattamento alle situazioni di emergenza.

La gestione delle crisi e l'adattamento alle situazioni di emergenza è, senza dubbio, una delle competenze più cruciali che un infermiere deve possedere. Che si tratti di un pronto soccorso affollato, di un'epidemia improvvisa o di un disastro naturale, questi momenti difficili sono imprevedibili e richiedono una risposta rapida, strutturata e ponderata.

Immagini una notte in cui tutto sembra tranquillo nel reparto, e improvvisamente le luci sfarfallano e suona un allarme che annuncia un'interruzione generale della corrente. Oppure, durante un normale turno di lavoro, una serie di pazienti arriva contemporaneamente, tutti con sintomi allarmanti di una malattia infettiva sconosciuta. In momenti come questi, quando ogni secondo conta, gli infermieri devono essere in grado di destreggiarsi tra la calma apparente e il caos latente, per agire in modo efficiente preservando la sicurezza e la dignità di ogni paziente.

L'adattamento inizia con la preparazione. La presenza di protocolli chiari, di simulazioni regolari e di una formazione continua consente agli infermieri di familiarizzare con i passi da seguire. La conoscenza delle attrezzature, delle uscite di emergenza, della posizione dei farmaci essenziali e dei dispositivi di comunicazione è altrettanto fondamentale.

Ma oltre alle conoscenze tecniche, la gestione delle crisi richiede anche una solidità emotiva. Sapere come rimanere calmi, concentrati ed efficaci sotto pressione è una risorsa inestimabile. Lo stress e l'adrenalina possono talvolta offuscare la capacità di giudizio, ma un infermiere esperto sa come utilizzare questa energia a proprio vantaggio, trasformando l'ansia in una maggiore concentrazione.

Anche la comunicazione è fondamentale in queste situazioni. Informare rapidamente il team, trasmettere le informazioni essenziali in modo accurato, ascoltare attivamente e lavorare a stretto contatto con medici, infermieri e altro personale medico è fondamentale. Rassicurare i pazienti, spiegare chiaramente la situazione e ascoltarli è altrettanto essenziale.

In una crisi, ogni azione conta. Che si tratti di somministrare rapidamente dei farmaci, di prestare il primo soccorso o di indirizzare un paziente verso il servizio giusto, l'efficienza e la precisione sono essenziali.

Ma dopo la tempesta arriva la calma. Ed è qui che è essenziale imparare dall'emergenza, analizzare le azioni intraprese, celebrare i successi e identificare le aree di miglioramento. La gestione delle crisi non si ferma quando l'emergenza è finita; continua attraverso il debriefing, la formazione e la preparazione per eventi futuri.

In breve, la gestione delle crisi e l'adattamento alle situazioni di emergenza sono balletti complessi in cui gli infermieri eseguono una danza che è sia metodica che intuitiva, una miscela di arte e scienza, coraggio e compassione.

### • Esperienza di epidemie passate: HIV, Ebola, COVID-19, ecc.

Le epidemie e le pandemie hanno un impatto profondo sulle società, influenzando le politiche di salute pubblica e modellando la formazione e la pratica medica. Per gli infermieri, ogni epidemia ricorda la dedizione, i rischi, ma anche le lezioni apprese.

**HIV/AIDS :**
Scoperto per la prima volta negli anni '80, l'HIV ha cambiato il volto della medicina moderna.

- **Stigma**: I primi pazienti affetti da HIV erano crudelmente stigmatizzati, e gli infermieri sono stati tra i primi a fornire un'assistenza compassionevole nonostante la paura prevalente.
- **Protezione universale**: è stato con l'HIV che i protocolli di protezione universale - trattare ogni paziente come potenzialmente infettivo - hanno preso piede.
- **Formazione continua**: gli infermieri hanno svolto un ruolo essenziale nell'educare il pubblico, demistificando la malattia e promuovendo la prevenzione.

**Ebola:**
L'epidemia di Ebola nell'Africa occidentale dal 2014 al 2016 ha rappresentato una grave crisi sanitaria.

- **Risposta rapida**: la rapida diffusione dell'Ebola ha evidenziato l'importanza di una risposta rapida. Gli infermieri, spesso in prima linea, sono stati fondamentali per identificare e isolare i casi.
- **Misure di protezione estreme**: con un alto tasso di mortalità, l'Ebola ha richiesto misure di protezione senza precedenti, costringendo gli infermieri a dotarsi di equipaggiamento protettivo completo in condizioni spesso estreme.
- **Formazione sul posto di lavoro**: nelle regioni colpite, è stata istituita una formazione rapida sul posto di lavoro per gli infermieri, sottolineando l'importanza dell'adattabilità nelle situazioni di crisi.

**COVID-19**:
La pandemia COVID-19 ha sconvolto il mondo nel 2020.

- **Terapia intensiva**: la grave natura respiratoria della COVID-19 ha richiesto un massiccio aumento della capacità di terapia intensiva, evidenziando il ruolo cruciale degli infermieri specializzati in terapia intensiva.
- **Protocolli in evoluzione**: Di fronte a un nuovo virus, i protocolli di cura e protezione hanno dovuto essere adattati regolarmente, richiedendo flessibilità e aggiornamento costante delle conoscenze.
- **Supporto emotivo**: con gli ospedali sovraccarichi e i visitatori spesso vietati, gli infermieri hanno dovuto svolgere un ruolo maggiore nel fornire supporto emotivo ai pazienti isolati.

Ognuna di queste epidemie ha portato la sua parte di sfide, ma anche di lezioni. Hanno rafforzato l'importanza degli infermieri nel sistema sanitario, hanno sottolineato la necessità di preparazione e adattabilità e ci hanno ricordato la dedizione e il coraggio necessari per affrontare queste crisi. Queste esperienze, sebbene dolorose, offrono lezioni preziose per le sfide future e rafforzano la resilienza del mondo medico.

# Malattie tropicali e viaggiatori

## • Riconoscimento e gestione delle malattie importate.

Nell'era della globalizzazione, i viaggi internazionali sono diventati comuni, portando talvolta alla diffusione di malattie infettive da una regione all'altra. Riconoscere e gestire le malattie importate è quindi un'importante questione di salute pubblica, che richiede la vigilanza e la competenza degli infermieri e di tutto il personale medico.

Riconoscimento delle malattie importate:

- **Anamnesi del paziente**:
  È fondamentale fare un'anamnesi dettagliata dei viaggi, dei contatti e delle attività recenti del paziente. Questo aiuta a stabilire un possibile legame con una regione endemica per determinate malattie.
- **Sintomi specifici**:
  Alcuni sintomi, come febbre, eruzioni cutanee o problemi gastrointestinali, possono suggerire una particolare malattia, soprattutto se il paziente è appena tornato da un'area ad alto rischio.
- **Collaborazione interdisciplinare**:
  La collaborazione con specialisti, come infettivologi o parassitologi, è spesso necessaria per confermare una diagnosi.

Gestione delle malattie importate:

- **Isolamento precoce**:
  Se si sospetta una malattia infettiva, è essenziale isolare rapidamente il paziente per evitare la diffusione.
- **Misure preventive**:
  A seconda della malattia, possono essere necessarie misure specifiche, come la disinfezione, l'uso di dispositivi di protezione o la vaccinazione del personale sanitario.
- **Educazione del paziente e della famiglia**:
  È fondamentale informare i pazienti e le loro famiglie sulla malattia, sulle precauzioni da prendere e sul follow-up necessario.
- **Notifica alle autorità sanitarie**:
  Alcune malattie importate sono soggette a notifica. La notifica alle autorità sanitarie consente la sorveglianza epidemiologica e la rapida attuazione di misure di controllo, se necessario.
- **Supporto psicologico**:
  La scoperta di una malattia rara o potenzialmente

grave può essere fonte di ansia per i pazienti. Spesso è necessario un supporto psicologico adeguato.

- **Follow-up e trattamenti appropriati:**
  Alcuni trattamenti sono disponibili solo in centri specializzati. È quindi essenziale indirizzare i pazienti a questi centri, se necessario.

Riconoscere e gestire le malattie importate richiede un approccio multidimensionale. Esse evidenziano l'importanza della preparazione, della formazione continua e della capacità di adattarsi rapidamente a situazioni mutevoli. Poiché il mondo diventa sempre più interconnesso, queste competenze saranno ancora più essenziali per garantire la salute pubblica e la sicurezza dei pazienti.

## • Consigli pre-viaggio e vaccinazioni per i viaggiatori.

In un mondo in continua evoluzione, dove i viaggi internazionali sono sempre più frequenti, preparare i viaggiatori ai rischi delle malattie infettive è diventato essenziale. Per gli infermieri, consigliare e vaccinare i viaggiatori è un ruolo essenziale per garantire non solo la sicurezza dell'individuo, ma anche per prevenire la diffusione delle malattie.

Consigli pre-viaggio:
- Valutazione del rischio :
  - Raccogliere informazioni sulla destinazione, sulla durata del soggiorno, sulle attività previste e sulle condizioni di alloggio.
  - Verifichi se ci sono aggiornamenti su epidemie o situazioni sanitarie specifiche nel Paese di destinazione.

- Prevenzione delle malattie trasmissibili:
  - Consigli sulle precauzioni alimentari: eviti l'acqua non trattata, i cubetti di ghiaccio e gli alimenti crudi o poco cotti.
  - Misure per prevenire le punture di zanzara: uso di repellenti, zanzariere, abbigliamento coprente.
- Kit medico da viaggio:
  - Elenco dei farmaci essenziali: antipiretici, antidiarroici, antisettici.
  - Farmaci specifici da prescrizione, ad esempio per la malaria.
- Informazioni sui servizi medici locali:
  - Posizione degli ospedali e delle cliniche raccomandate.
  - Potrebbe essere richiesta un'assicurazione di viaggio che copra le spese mediche all'estero.

Vaccinazione per i viaggiatori:
- Valutazione dello stato di vaccinazione:
  - Controlli i registri delle vaccinazioni per assicurarsi che le vaccinazioni di base siano aggiornate.
  - Discussione sulle vaccinazioni raccomandate e obbligatorie per la destinazione.
- Vaccini attuali:
  - Epatite A e B.
  - Febbre tifoidea.
  - Meningite meningococcica.
  - Rabbia.
- Vaccinazioni specifiche a seconda della destinazione:
  - Febbre gialla (obbligatoria in alcuni Paesi).
  - Encefalite giapponese o zecche.
  - Il colera.
- Consigli post-vaccinazione:
  - Informare sui possibili effetti collaterali.

- È importante conservare la prova della vaccinazione (certificato internazionale di vaccinazione).

Una preparazione adeguata prima di un viaggio è fondamentale per ridurre al minimo i rischi per la salute. Con la loro esperienza e i loro consigli, gli infermieri svolgono un ruolo centrale in questo approccio preventivo, assicurando che i viaggiatori possano godersi i loro viaggi in totale sicurezza.

# Infezioni associate all'assistenza sanitaria

## • Identificazione, prevenzione e trattamento.

La lotta alle malattie infettive si basa su tre pilastri principali: identificazione, prevenzione e trattamento. Queste tre fasi sono intrinsecamente collegate e si rafforzano a vicenda per garantire un approccio efficace alla salute pubblica.

1. Identificazione:
   - Sintomatologia :
   - Impari a riconoscere i sintomi tipici delle varie malattie infettive. Ad esempio, brividi, febbre e tosse possono far pensare all'influenza.
   - Storia del paziente :
   - Registri dettagli come viaggi recenti, contatti con persone o animali malati e consumo di cibo o acqua potenzialmente contaminati.
   - Esame fisico :
   - Segni come un'eruzione cutanea, linfonodi ingrossati o ittero possono aiutare a guidare la diagnosi.

- Test diagnostici :
- L'uso di colture, esami del sangue, esami di imaging o altri metodi per confermare la presenza di un agente infettivo.

2. Prevenzione:
  - Istruzione :
    - Informare il pubblico sul comportamento a rischio, su come proteggersi e sull'importanza della vaccinazione.
  - Vaccinazione :
    - Somministrare i vaccini per proteggere da alcune malattie, come l'influenza, il morbillo o l'epatite B.
  - Igiene personale :
    - Promuova il lavaggio regolare delle mani, l'uso di disinfettanti e una buona igiene alimentare.
  - Dispositivi di protezione personale (DPI) :
    - Utilizzi maschere, guanti, camici e altre attrezzature per proteggere gli assistenti e i pazienti dalle infezioni.
  - Isolamento :
    - Separare i pazienti infetti per evitare la trasmissione ad altri.

3. Trattamento:
  - Terapia antibiotica :
  - Utilizzi gli antibiotici per trattare le infezioni batteriche, facendo attenzione a prescrivere il farmaco giusto e a combattere la resistenza agli antibiotici.
  - Antivirali :
  - Farmaci specifici per il trattamento di infezioni virali come l'influenza o l'HIV.
  - Trattamento sintomatico :
  - Fornisce assistenza per alleviare i sintomi, come la febbre o la disidratazione, mentre tratta la causa sottostante dell'infezione.

- Chirurgia :
- In alcuni casi, può essere necessario un intervento chirurgico per trattare un'infezione, come un ascesso o un'osteomielite.

La sinergia tra identificazione, prevenzione e trattamento è essenziale per una gestione efficace delle malattie infettive. Gli infermieri, in quanto professionisti in prima linea, svolgono un ruolo cruciale in ciascuna di queste fasi, garantendo la sicurezza del paziente e contribuendo al controllo generale delle infezioni nella comunità.

# Capitolo 7

# ASPETTI PSICOSOCIALI E IL SUPPORTO AI PAZIENTI

# L'impatto psicologico malattie infettive

## Gestire l'ansia e la depressione nei pazienti.

Quando si parla di malattie infettive, la dimensione fisica è spesso la prima cosa che viene in mente. Tuttavia, le ripercussioni psicologiche, in particolare l'ansia e la depressione, possono essere altrettanto significative. I pazienti affetti da malattie infettive possono trovarsi di fronte alla stigmatizzazione, all'isolamento, alla paura della morte o della trasmissione ai propri cari. Gli infermieri svolgono un ruolo essenziale nel sostenere questi pazienti nel loro percorso emotivo e psicologico.

1. Riconoscere i segni:
   - **Cambiamenti comportamentali**: ritiro sociale, irritabilità, agitazione, disturbi del sonno, ecc.
   - **Sintomi fisici**: stanchezza eccessiva, dolori corporei inspiegabili, problemi di appetito, ecc.
   - **Sintomi emotivi**: sentimenti di impotenza, disperazione, tristezza persistente o ansia accentuata.

2. Ascolto attivo ed empatia:
   - **Creare uno spazio per il dialogo**: consentire ai pazienti di esprimere le loro paure, preoccupazioni e sentimenti senza giudicare.
   - **Comunicazione empatica**: utilizzare una comunicazione verbale e non verbale che mostri comprensione e convalida dei sentimenti del paziente.

3. Informazione ed educazione:
   - **Demistificare la malattia**: spiegare la natura della malattia, la prognosi, le modalità di trasmissione, ecc. in modo chiaro e comprensibile per ridurre l'ansia.
   - **Strategie di coping**: fornire strumenti e tecniche per gestire lo stress, come la respirazione profonda, la meditazione o la tenuta di un diario.

4. Incoraggiare il sostegno sociale:
- **Famiglia e amici**: sensibilizzazione sull'importanza del loro ruolo come rete di supporto.
- **Gruppi di sostegno**: indirizzare i pazienti a gruppi di sostegno specializzati, dove possono condividere e scambiare idee con altre persone in situazioni simili.

5. Collaborazione interprofessionale:
- **Team di assistenza**: Lavorare a stretto contatto con medici, psicologi, assistenti sociali, ecc. per garantire un'assistenza completa al paziente.
- **Rinvio**: se necessario, indirizzare il paziente a specialisti della salute mentale per una valutazione e un trattamento appropriati.

6. Prendersi cura di sé come infermiere:
- **Riconoscere le proprie emozioni**: Anche gli infermieri sono soggetti ad ansia e stress, in particolare quando assistono pazienti in difficoltà.
- **Sviluppare le proprie strategie di coping**: tecniche di rilassamento, supervisione, scambi con i colleghi, ecc.

La gestione dell'ansia e della depressione nei pazienti con malattie infettive richiede un approccio completo, incentrato sul paziente, che va ben oltre il trattamento dell'infezione stessa. Integrando la dimensione psicologica nella loro assistenza, gli infermieri possono migliorare notevolmente la qualità di vita e il benessere dei loro pazienti.

## • Supporto per la famiglia e gli amici.
Si tratta di un momento difficile, caratterizzato da ansia, paura del contagio, incomprensione e talvolta stigmatizzazione. Per gli infermieri, sostenere questi parenti è un aspetto fondamentale dell'assistenza complessiva al

paziente. Comprendendo le loro esigenze e offrendo loro un sostegno adeguato, possiamo non solo facilitare la guarigione del paziente, ma anche migliorare il benessere di coloro che lo circondano.

1. Comunicazione aperta e trasparente:
   - **Informare**: spiegare la malattia, i trattamenti attuali, la prognosi e i possibili rischi, rimanendo attenti al loro livello di comprensione ed emozione.
   - **Ascoltare**: Lasci che le persone care esprimano le loro paure, domande o dubbi e risponda con pazienza ed empatia.

2. Educazione alle misure preventive:
   - **Protocolli di sicurezza**: sensibilizzazione sulle misure di igiene e protezione per prevenire la diffusione della malattia, in particolare il lavaggio delle mani, l'uso di DPI durante le visite, se autorizzati, e le buone prassi in casa.
   - **Segni e sintomi**: insegnare alle persone a riconoscere i primi segni di infezione, in modo da poter intervenire tempestivamente, se necessario.

3. Assistenza psicologica:
   - **Riconoscere i segnali di disagio**: imparare a identificare i segnali di stress, ansia o depressione nei propri cari.
   - **Rinvio a specialisti**: Se necessario, indirizzare la famiglia a professionisti della salute mentale o a consulenti.

4. Fornire risorse:
   - **Documentazione**: offra opuscoli, libri o link a siti web affidabili per approfondire le loro conoscenze.
   - **Gruppi di sostegno**: incoraggiare la partecipazione a gruppi di sostegno per famiglie che affrontano malattie simili.

5. Rispettare i rituali e la cultura:
- **Sensibilità culturale**: comprendere e rispettare le credenze culturali, le pratiche e i rituali della famiglia in relazione alla malattia, all'assistenza e al lutto.
- **Adattare la comunicazione**: utilizzare un linguaggio adattato o interpreti, se necessario, per superare le barriere linguistiche.

6. Incoraggiare il coinvolgimento:
- **Assistenza a domicilio**: addestrare i familiari all'assistenza di base se il paziente viene mandato a casa per la convalescenza.
- **Decisioni mediche**: incoraggiare la partecipazione dei familiari e degli amici alle discussioni e alle decisioni riguardanti la cura del paziente.

7. Preparazione alla dimissione:
- **Pianificazione**: organizzare un incontro per discutere della dimissione, dei farmaci, degli appuntamenti successivi e di qualsiasi necessità di assistenza domiciliare.
- **Follow-up**: un follow-up regolare con la famiglia e gli amici per assicurarsi che tutto stia andando bene e per rispondere a qualsiasi domanda.

Gli infermieri sono nella posizione ideale per fornire questo prezioso supporto, in quanto sono vicini al paziente e fungono da interfaccia tra il paziente, l'équipe medica e la famiglia. Accompagnando e guidando le famiglie in questa prova, contribuiscono in modo significativo al recupero del paziente e al suo benessere generale.

# Supporto popolazioni vulnerabili

## • Bambini, anziani, persone immunocompromesse.

Non esiste un approccio unico per la gestione dei pazienti con malattie infettive. Alcuni gruppi di pazienti, a causa delle loro condizioni fisiologiche o dell'età, possono essere più vulnerabili alle infezioni e richiedono un'attenzione particolare. I bambini, gli anziani e i pazienti immunocompromessi sono tra questi gruppi a rischio, e gli infermieri devono adattare la loro assistenza e i loro interventi per tenere conto di queste specificità.

1. I bambini:
   - **Fisiologia unica**: i sistemi immunitario e respiratorio dei bambini sono ancora in via di sviluppo, il che può influenzare la loro suscettibilità e risposta alle infezioni.
   - **Comunicazione appropriata**: utilizzare un linguaggio, giochi o giocattoli adatti all'età per spiegare le procedure o rassicurare il bambino.
   - **Coinvolgimento dei genitori**: I genitori o i tutori sono essenziali per rassicurare il bambino, facilitare la comunicazione e seguire il piano di cura.
   - **Vaccinazione**: seguire il programma di vaccinazione specifico per ogni fascia d'età.

2. Anziani:
   - **Riduzione dell'immunità**: con l'età, il sistema immunitario può indebolirsi, rendendo le persone più suscettibili alle infezioni.
   - **Malattie multiple**: La presenza di diverse malattie croniche può complicare la gestione e la diagnosi.
   - **Farmaci**: L'assunzione di più farmaci può influenzare la risposta al trattamento e causare interazioni.

- **Comunicazione chiara**: tenere conto dei problemi di udito o di vista e fornire informazioni scritte, se necessario.

3. Persone immunocompromesse:
   - **Cause multiple**: l'immunosoppressione può derivare dalla malattia, dal trattamento (come la chemioterapia) o dal trapianto.
   - **Aumento del monitoraggio**: questi pazienti necessitano di uno stretto monitoraggio per individuare i primi segni di infezione.
   - **Misure di isolamento** : In alcuni casi, possono essere necessarie misure di isolamento per proteggere il paziente da possibili infezioni nosocomiali.
   - **Educazione**: informare i pazienti e le persone che li circondano sui rischi, sui segnali di allarme e sulle misure preventive da adottare.

4. Strategie interfunzionali:
   - **Prevenzione**: la vaccinazione e le misure igieniche sono fondamentali per prevenire le infezioni, soprattutto nelle popolazioni vulnerabili.
   - **Formazione continua**: gli infermieri devono ricevere una formazione regolare sulle caratteristiche specifiche di ciascun gruppo di pazienti, al fine di fornire un'assistenza adeguata.
   - **Approccio olistico**: oltre all'assistenza fisica, è essenziale affrontare le dimensioni psicologiche e sociali di ogni paziente, tenendo conto delle sue esigenze, delle sue paure e del suo contesto di vita.

Conoscendo le caratteristiche di queste popolazioni vulnerabili, gli infermieri possono svolgere un ruolo decisivo nella prevenzione, nella diagnosi precoce e nella gestione efficace delle malattie infettive, riducendo così la morbilità e la mortalità associate.

## • Pazienti emarginati: tossicodipendenti, senzatetto, ecc.

Gli infermieri svolgono un ruolo cruciale nell'assistenza alle popolazioni emarginate, che spesso devono affrontare sfide sanitarie specifiche. I tossicodipendenti, i senzatetto e altri gruppi socialmente esclusi possono essere maggiormente a rischio di infezione e hanno meno possibilità di accedere a cure adeguate. Richiedono quindi un'attenzione particolare e un approccio personalizzato per garantire un'assistenza ottimale.

1. Comprendere le realtà:
   • **Fattori socio-economici**: comprendere i determinanti sociali che contribuiscono alla vulnerabilità di questi gruppi, come la povertà, la mancanza di accesso a un alloggio o a un'alimentazione adeguata.
   • **Ascolto attivo**: prendersi del tempo per ascoltare le loro storie, le loro paure e le loro esigenze.

2. Assistenza appropriata:
   • **Accessibilità**: offrire assistenza in orari flessibili o in luoghi facilmente accessibili per queste popolazioni, come le cliniche mobili.
   • **Intervento precoce**: le infezioni non trattate possono peggiorare rapidamente in questi soggetti, quindi un intervento precoce è essenziale.

3. Collegamento in rete:
   • **Collaborazione**: lavorare con assistenti sociali, psicologi e altri professionisti per fornire un'assistenza olistica.
   • **Orientamento**: saper indirizzare le persone verso le strutture di supporto appropriate, che si tratti di alloggio, disintossicazione o assistenza legale.

4. Prevenzione ed educazione:
- **Strategie mirate**: Proporre campagne di vaccinazione o di screening su misura per queste popolazioni.
- **Educazione**: informare le persone sul comportamento a rischio, sui metodi di prevenzione e sull'importanza di controlli medici regolari.

5. Affrontare la dipendenza:
- **Riduzione del danno**: fornire mezzi di consumo sterili ai consumatori di droga o indirizzarli a programmi di scambio di aghi.
- **Ritiro**: rinvio a strutture di disintossicazione e assistenza per il processo di ritiro.

6. Rispetto e non giudizio:
- **Empatia**: trattare ogni paziente come un individuo, con dignità e rispetto.
- **Riservatezza**: garantire la riservatezza delle informazioni mediche e personali.

7. Formazione e sensibilizzazione:
- **Aggiornamento**: Tenersi aggiornati sulle questioni sanitarie specifiche delle popolazioni emarginate.
- **Formazione continua**: partecipare a corsi di formazione incentrati sull'assistenza adattata a queste popolazioni.

Le popolazioni emarginate, in virtù della loro situazione, presentano sfide ed esigenze sanitarie specifiche. Per gli infermieri, è essenziale sviluppare competenze e sensibilità speciali per offrire a questi pazienti l'assistenza appropriata, rispettosa ed efficace che meritano.

# Capitolo 8

# FORMAZIONE E SVILUPPO PROFESSIONALE

# Il percorso accademico
# e formazione continua

## • Diplomi, certificazioni e specializzazioni.

Il mondo medico è in continua evoluzione, con scoperte scientifiche, innovazioni tecnologiche e nuovi metodi di cura. Per gli infermieri che lavorano nel campo delle malattie infettive, è essenziale tenersi aggiornati e migliorare continuamente le proprie competenze. Ciò comporta spesso il conseguimento di ulteriori diplomi, certificazioni e specializzazioni.

1. Qualifiche di base:
   - **Diplôme d'État Infirmier (DEI):** è la qualifica di base richiesta per diventare infermiere. È richiesto per lavorare come infermiere nella maggior parte dei Paesi.
   - **Laurea in Scienze Infermieristiche (BSN):** In alcuni Paesi, in particolare nel mondo anglosassone, questo titolo universitario è sempre più lo standard per l'accesso alla professione.

2. Certificazioni specifiche:
   - **Infettivologia**: alcuni istituti o organizzazioni offrono certificazioni incentrate sulle malattie infettive, garantendo la padronanza delle pratiche relative a questo campo.
   - **Prevenzione e controllo delle infezioni**: Una certificazione incentrata sulla prevenzione delle infezioni, particolarmente utile per gli infermieri che lavorano negli ospedali e in altre strutture sanitarie.

3. Specializzazioni:
   - **Medico in malattie infettive**: formazione approfondita che fornisce competenze nella gestione dei pazienti affetti da malattie infettive.

- **Infermiere d'igiene**: specializzato nella prevenzione delle infezioni, l'infermiere d'igiene svolge un ruolo chiave nella definizione e nell'attuazione dei protocolli d'igiene.

4. Formazione aggiuntiva:
- **Vaccinologia**: comprendere i principi dei vaccini, la loro somministrazione e i protocolli associati.
- **Prevenzione dell'HIV e di altre IST**: formazione incentrata sulla prevenzione, lo screening e la gestione delle infezioni sessualmente trasmissibili.
- **Gestione delle crisi e delle epidemie**: prepararsi a situazioni di emergenza legate a epidemie o altre crisi sanitarie.

5. Sviluppo della carriera:
- **Master in Infermieristica**: per gli infermieri che desiderano passare a posizioni dirigenziali, di ricerca o di insegnamento.
- **Dottorato in Infermieristica**: per coloro che desiderano contribuire alla ricerca e allo sviluppo della pratica infermieristica.

6. Importanza della formazione continua:
- **Osservatorio scientifico**: con l'emergere di nuove malattie e la resistenza agli antibiotici, è fondamentale tenersi aggiornati sulle ultime scoperte e raccomandazioni.
- **Workshop e seminari**: partecipi a eventi professionali per scambiare idee con i suoi colleghi e migliorare le sue competenze.

Nel campo delle malattie infettive, le sfide sono numerose e in continua evoluzione. Ottenere diplomi, certificazioni e specializzazioni consente agli infermieri di rimanere all'avanguardia nella professione, di offrire un'assistenza di qualità e di adattarsi alle mutevoli esigenze della società.

## • L'importanza di aggiornare le conoscenze.

All'alba del XXI secolo, i progressi della medicina e delle scienze della salute sono più rapidi che mai. Questo ritmo incalzante di innovazioni e scoperte significa che l'aggiornamento delle conoscenze non è un lusso, ma una necessità assoluta per ogni professionista sanitario, compresi gli infermieri di malattie infettive.

1. Garantire la qualità delle cure:
L'obiettivo principale di un infermiere è garantire la migliore assistenza possibile al paziente. Ciò significa tenersi aggiornati sulle ultime raccomandazioni, tecniche e terapie. Fornire un'assistenza basata su informazioni non aggiornate non solo può essere inefficace, ma può anche essere dannoso.

2. Rispondere all'emergere di nuove malattie:
La storia recente ci ha dimostrato, con epidemie come SARS, Zika e COVID-19, che possono emergere nuove minacce in qualsiasi momento. Essere informati ci permette di rispondere in modo rapido e appropriato, riducendo al minimo la diffusione e l'impatto di queste malattie.

3. Superare la resistenza al trattamento:
La resistenza agli antibiotici e ad altri farmaci è una sfida crescente. Mantenersi aggiornati consente agli infermieri di essere consapevoli delle migliori prassi nella gestione di questa resistenza e di adattare i trattamenti di conseguenza.

4. Rafforzare la fiducia del paziente:
I pazienti sono sempre più informati e vogliono partecipare attivamente alle loro cure. Un professionista aggiornato nelle sue conoscenze rafforza la fiducia del paziente, consolidando il rapporto tra curante e paziente.

5. Rispettare gli standard professionali:
Molti enti normativi e associazioni professionali richiedono una formazione continua per mantenere la certificazione o l'accreditamento.

6. Realizzazione e sviluppo professionale:
L'aggiornamento regolare delle conoscenze non solo fornisce la capacità di fornire un'assistenza ottimale, ma apre anche le porte a nuove opportunità di carriera, sia nella ricerca che nell'insegnamento o nei ruoli di leadership.

7. Prepararsi alle sfide etiche:
La medicina moderna, con tutti i suoi progressi, porta con sé la sua parte di dilemmi etici. Mantenersi aggiornati ci permette di affrontare questi problemi da una prospettiva informata, combinando le conoscenze attuali con i principi etici.

In breve, nell'attuale panorama medico complesso e in rapida evoluzione, le conoscenze aggiornate sono essenziali. Non solo garantisce la qualità dell'assistenza, ma rafforza anche il ruolo centrale e rispettato degli infermieri nel continuum dell'assistenza sanitaria.

# Partecipazione alla ricerca clinica

### • Il ruolo degli infermieri negli studi clinici.
Gli studi clinici, che sono essenziali per lo sviluppo della medicina, si basano sulla collaborazione di molti professionisti del settore sanitario. Tra questi, gli infermieri svolgono un ruolo centrale, facendo da tramite tra i ricercatori, i pazienti e il processo di studio stesso. Il coinvolgimento degli infermieri in questa dinamica migliora la qualità, la sicurezza e l'efficacia della ricerca.

1. Reclutamento e consenso informato :

**Identificazione dei candidati**: gli infermieri possono identificare i pazienti che corrispondono ai criteri dello studio.

**Informazione e formazione**: spiegano come si svolgerà lo studio, i suoi benefici, i rischi e le altre opzioni disponibili.

**Ottenere il consenso**: si assicurano che il paziente comprenda tutte le implicazioni e dia il consenso informato.

2. Somministrazione del trattamento:

**Protocollo di studio**: gli infermieri si assicurano che il trattamento sia somministrato in conformità al protocollo di studio.

**Monitoraggio degli effetti collaterali**: spesso sono i primi a rilevare e gestire gli effetti collaterali o qualsiasi reazione inaspettata.

3. Campioni e diagnostica :

**Raccolta di campioni**: Gli infermieri raccolgono i campioni, come il sangue o i tessuti, in base alle esigenze dello studio.

**Monitoraggio dei parametri clinici**: effettuano misurazioni e test, come letture della pressione sanguigna ed elettrocardiogrammi, per seguire i progressi del paziente.

4. Collegamento con il team di ricerca:

**Trasmissione dei dati**: documentano e riportano i risultati, gli effetti collaterali e qualsiasi altra osservazione rilevante al team di ricerca.

**Collaborazione interdisciplinare**: lavorano a stretto contatto con medici, ricercatori, farmacisti e altri professionisti coinvolti.

5. Supporto ed educazione del paziente:
- **Follow-up psicosociale**: gli infermieri offrono un supporto emotivo, poiché la partecipazione a uno studio può essere fonte di ansia o di interrogativi per il paziente.
- **Educazione continua**: informano il paziente sull'andamento dello studio, sui risultati attesi e su eventuali modifiche al protocollo.

6. Garante etico:
- **Rispetto dei diritti dei pazienti**: Gli infermieri assicurano che i diritti, la riservatezza e la dignità dei pazienti siano sempre rispettati.
- **Ruolo di difesa**: se un paziente sembra essere a rischio o se lo studio va contro i suoi interessi, l'infermiere agisce come difensore del paziente.

7. Formazione e aggiornamento delle conoscenze:
- **Conoscenza dei progressi**: Gli studi clinici si evolvono rapidamente, richiedendo agli infermieri di tenersi aggiornati regolarmente.
- **Partecipazione a seminari e corsi di formazione**: Per essere efficaci nel loro ruolo, gli infermieri spesso partecipano a corsi di formazione specifici sulla ricerca clinica.

Gli infermieri non sono semplici esecutori di studi clinici. Sono un anello essenziale della catena, che assicura che la ricerca sia condotta nel rispetto del paziente, garantendo al contempo il rigore e la qualità della raccolta dei dati. In questa delicata danza tra assistenza e scienza, gli infermieri svolgono un ruolo centrale, affermando il loro ruolo indispensabile nello sviluppo della medicina.

## • Etica della ricerca.

L'etica della ricerca è una preoccupazione importante in tutte le aree della scienza e della ricerca clinica in particolare. Per gli infermieri coinvolti in questo campo, la comprensione e l'integrazione di questi principi etici è essenziale. Essi servono non solo a proteggere i pazienti, ma anche a garantire la validità e l'affidabilità dei dati raccolti.

1. Principi fondamentali dell'etica della ricerca:

**Rispetto dell'individuo**: ogni individuo ha il diritto all'autonomia e alla protezione nel decidere se partecipare o meno alla ricerca. Questo è particolarmente importante per le popolazioni vulnerabili.

**Benefici**: i ricercatori hanno il dovere di massimizzare i benefici per i partecipanti e minimizzare i possibili rischi.

**Giustizia**: i benefici e i rischi della ricerca devono essere distribuiti equamente tra tutte le popolazioni, evitando l'emarginazione o lo sfruttamento di gruppi particolari.

2. Consenso informato:

**Informazione completa**: i pazienti devono essere informati in modo completo sulle procedure, i rischi, i benefici e le possibili alternative.

**Comprensione**: è importante assicurarsi che il paziente abbia compreso appieno le informazioni fornite prima di dare il consenso.

**Volontario**: il consenso deve essere dato liberamente, senza pressioni o influenze esterne.

3. Riservatezza e protezione dei dati:

**Anonimizzazione**: Spesso i dati devono essere anonimizzati per proteggere l'identità dei partecipanti.

**Accesso limitato**: solo le persone direttamente coinvolte nella ricerca devono avere accesso ai dati.

4. Revisione etica da parte di un comitato indipendente:
   **Revisione approfondita**: un comitato etico esterno esamina i protocolli di ricerca per garantire che siano conformi a tutti i principi etici.
   **Feedback e aggiustamenti**: la commissione può suggerire modifiche o miglioramenti per rafforzare l'integrità etica dello studio.

5. Responsabilità nei confronti dei partecipanti:
   **Debriefing**: al termine della ricerca, è spesso consigliabile spiegare gli obiettivi e i metodi ai partecipanti, soprattutto se sono state utilizzate tecniche di inganno.
   **Diritto di ritirarsi**: I partecipanti devono essere informati che possono ritirarsi dallo studio in qualsiasi momento, senza alcuna conseguenza negativa.

6. Etica nella pubblicazione e nella comunicazione:
   **Integrità**: i risultati devono essere riportati onestamente, senza falsificazioni o manipolazioni.
   **Trasparenza**: tutti i potenziali conflitti di interesse, come i finanziamenti da parte di un'azienda farmaceutica, devono essere resi noti.

Per gli infermieri, comprendere e aderire a questi principi non è solo una questione di conformità. Si tratta di un impegno verso l'integrità, la giustizia e, soprattutto, il benessere dei pazienti. Nel dinamico campo della ricerca clinica, dove le scoperte possono influenzare direttamente l'assistenza e il trattamento dei pazienti, l'etica rimane la bussola che guida ogni fase del processo.

# Capitolo 9

# TECNOLOGIA E INNOVAZIONE NELLE MALATTIE INFETTIVE

# Telemedicina e monitoraggio a distanza

- **Utilizzare gli strumenti digitali per monitorare i pazienti.**

Nel contesto sanitario moderno, gli strumenti digitali hanno aperto un modo rivoluzionario di monitorare i pazienti. Non solo hanno migliorato l'efficienza dell'assistenza, ma hanno anche portato un maggiore comfort sia al paziente che all'assistente. Per gli infermieri, questo rappresenta uno sviluppo importante, che offre sia opportunità che sfide.

1. Telemedicina e consultazioni virtuali :

- **Facilità di accesso**: la telemedicina consente ai pazienti, in particolare a quelli che vivono in aree remote, di consultare i loro assistenti senza dover viaggiare.
- **Continuità di cura**: in caso di assenza fisica, le consultazioni virtuali consentono un monitoraggio continuo, fondamentale per patologie come il diabete o l'ipertensione.
- **Sfide**: stabilire un rapporto di fiducia attraverso uno schermo è fondamentale, e gli infermieri devono anche essere formati sull'uso efficace degli strumenti digitali.

2. Cartelle cliniche elettroniche (EMR) :

- **Archiviazione e accessibilità**: gli EMR offrono un'archiviazione sicura dei dati medici, facilitando l'accesso rapido alla storia del paziente.
- **Aggiornamenti in tempo reale**: le modifiche o le aggiunte al file vengono sincronizzate in tempo reale, assicurando che tutti gli assistenti abbiano le informazioni più aggiornate.
- **Sfide** : La protezione dei dati è una preoccupazione importante, così come l'adattabilità a piattaforme e software diversi.

3. Applicazioni di tracciamento e dispositivi indossabili :

- **Monitoraggio continuo**: gli orologi connessi, i braccialetti e le app possono monitorare continuamente i segni vitali e le abitudini dei pazienti.
- **Avvisi precoci**: questi strumenti possono rilevare le anomalie e inviare avvisi, consentendo un intervento precoce.
- **Sfide**: La validità dei dati raccolti e la gestione dei falsi allarmi sono questioni che devono essere affrontate.

4. Forum e comunità online:

- **Sostegno emotivo**: i pazienti possono condividere le loro esperienze e sostenersi a vicenda.
- **Educazione**: gli infermieri possono organizzare sessioni online per educare i pazienti sulla loro malattia o sull'assistenza domiciliare.
- **Sfide**: verificare la validità delle informazioni condivise e gestire la disinformazione sono compiti cruciali.

5. Formazione e aggiornamento continuo:

- **Webinar e corsi online**: gli infermieri possono informarsi sugli ultimi progressi senza lasciare il posto di lavoro.
- **Simulazioni virtuali**: le situazioni di emergenza possono essere simulate, offrendo un ambiente di apprendimento sicuro.
- **Sfide**: è essenziale mantenere un livello di interazione umana per garantire una formazione completa.

L'era digitale ha superato i confini tradizionali dell'assistenza infermieristica, offrendo soluzioni innovative ed efficaci per il monitoraggio dei pazienti. Sebbene questi strumenti offrano enormi vantaggi, è fondamentale adottarli con cautela, attraverso una formazione continua e rimanendo consapevoli delle sfide etiche e tecniche che possono porre.

- **Vantaggi e sfide del monitoraggio remoto.**
Il telemonitoraggio, il monitoraggio a distanza dei pazienti tramite dispositivi elettronici, è diventato una parte sempre più importante della medicina moderna. Offre vantaggi sostanziali, ma comporta anche delle sfide che è importante riconoscere.

Vantaggi :
- **Continuità dell'assistenza**: i pazienti possono essere monitorati in tempo reale, anche se si trovano a casa o in un'altra struttura assistenziale, garantendo la continuità dell'assistenza.
- **Riduzione dei costi**: il telemonitoraggio può ridurre la necessità di ricoveri e visite ripetute, il che si traduce in un risparmio per le strutture sanitarie e i pazienti.
- **Comfort del paziente**: I pazienti possono rimanere nel loro ambiente familiare, beneficiando della supervisione medica, che può migliorare il loro benessere e il loro recupero.
- **Individuazione precoce delle complicazioni**: Le anomalie possono essere rilevate precocemente, consentendo interventi precoci che possono prevenire complicazioni più gravi.
- **Maggiore accesso alle cure**: le persone che vivono in aree remote o che non possono viaggiare facilmente hanno accesso a cure di qualità grazie al monitoraggio a distanza.

Sfide :
- **Problemi di riservatezza e sicurezza**: la trasmissione a distanza di dati medici presenta dei rischi in termini di privacy e sicurezza dei dati.
- **Affidabilità della tecnologia**: i dispositivi devono essere accurati e affidabili. Qualsiasi malfunzionamento tecnico può compromettere la qualità dell'assistenza.

- **Formazione e adattamento**: il personale di assistenza deve essere formato per utilizzare questi strumenti in modo efficace. L'adozione di nuove tecnologie può essere lenta, soprattutto se il personale non si sente a proprio agio con esse.
- **Interpretare i dati**: Con una tale quantità di dati trasmessi, è fondamentale filtrare le informazioni rilevanti per evitare confusione e falsi allarmi.
- **Costi iniziali**: l'investimento iniziale nella tecnologia di telemonitoraggio può essere elevato, anche se i risparmi a lungo termine possono compensare questi costi.
- **Responsabilità medica**: determinare la responsabilità in caso di errore o negligenza legati al telemonitoraggio può essere complesso.
- **Dipendenza tecnologica**: l'eccessiva dipendenza dalla tecnologia può compromettere la qualità della relazione paziente-caregiver, un elemento fondamentale dell'assistenza.

Il telemonitoraggio ha il potenziale per trasformare profondamente la medicina, offrendo notevoli vantaggi ai pazienti e agli operatori sanitari. Tuttavia, è essenziale affrontare le sfide con attenzione e mettere in atto strategie per massimizzare i benefici e minimizzare i rischi.

# Nuove tecniche diagnostiche

## Sviluppi nelle attrezzature di laboratorio.

Dalla scoperta del microscopio alle tecnologie avanzate di oggi, lo sviluppo delle apparecchiature di laboratorio è stato fulmineo. Questo ha portato a progressi fenomenali nella ricerca, nella diagnosi e nel trattamento delle malattie.

1. Gli inizi: le basi della biologia e della chimica
   - **Il microscopio**: l'invenzione del microscopio nel XVII secolo ha aperto le porte allo studio delle cellule e dei microrganismi, aprendo la strada alla biologia moderna.
   - **Provette e becher**: strumenti semplici ma essenziali per i primi esperimenti chimici.
   - **Centrifuga manuale**: utilizzata per separare i liquidi in base alla loro densità.

2. L'avvento della biochimica e della microbiologia
   - **La cappa a flusso laminare**: consentendo di lavorare in un ambiente sterile, è stata fondamentale per la coltivazione di cellule e microrganismi.
   - **Spettrofotometro**: utilizzato per misurare la concentrazione di una sostanza in una soluzione, in base all'assorbimento della luce.
   - **Il microscopio elettronico**: offrendo una risoluzione di gran lunga superiore a quella del microscopio ottico, ha reso possibile l'osservazione di strutture che prima erano invisibili.

3. La rivoluzione molecolare
   - **Macchine per la PCR (Reazione a Catena della Polimerasi)**: introdotte negli anni '80, hanno rivoluzionato la genetica consentendo una rapida moltiplicazione del DNA.
   - **Sequenziatori di DNA**: questi dispositivi hanno reso possibile la decodifica dei genomi, aprendo la strada alla genomica e alla medicina personalizzata.

4. Miniaturizzazione e automazione
   - **DNA chip e microarray**: questi strumenti compatti possono analizzare l'espressione di migliaia di geni contemporaneamente.

- **Analizzatori automatici**: in grado di eseguire centinaia di test in un breve lasso di tempo, hanno velocizzato la diagnosi e ridotto gli errori.

5. L'era digitale e la convergenza tecnologica
  - **Spettrometri di massa di nuova generazione**: questi strumenti possono identificare e quantificare proteine, lipidi e altre molecole con una precisione senza pari.
  - **Biologia sintetica e stampa 3D**: queste tecnologie consentono di creare tessuti, organi e sistemi biologici personalizzati.
  - **Strumenti di intelligenza artificiale**: combinati con le apparecchiature di laboratorio, consentono un'analisi dei dati più rapida e accurata.

L'evoluzione delle apparecchiature di laboratorio illustra l'incessante ricerca dell'umanità di comprendere e manipolare il mondo vivente. Con l'emergere di nuove tecnologie, i laboratori del futuro promettono di essere ancora più efficienti, efficaci e incentrati sul paziente.

## • Introduzione ai test genomici e altri progressi.

L'attuale era della medicina può essere caratterizzata da un'unica frase: personalizzata, predittiva, preventiva e partecipativa. Al centro di questa trasformazione c'è la genomica, la scienza che studia il genoma nella sua interezza, offrendoci informazioni senza precedenti sulle nostre origini, sulla nostra salute e sulla nostra predisposizione a determinate malattie. Insieme ad altri progressi tecnologici, la genomica sta ridefinendo il modo in cui ci avviciniamo alla medicina.

## 1. Test genomici: una finestra sul nostro DNA

Il genoma umano è composto da circa 3 miliardi di coppie di basi che codificano ogni aspetto della nostra fisiologia. I test genomici permettono di :

- **Identificare le mutazioni**: alcune mutazioni genetiche possono predisporre una persona a determinate malattie. Identificandole precocemente, si possono mettere in atto strategie preventive.
- **Adattare i trattamenti**: Le variazioni genetiche influenzano il modo in cui reagiamo ai farmaci. Conoscere il suo profilo genetico può guidare la scelta del trattamento, evitando effetti collaterali inutili e ottimizzando l'efficacia.

## 2. Sequenziamento di prossima generazione (NGS)

Sebbene il progetto del genoma umano abbia richiesto anni e sia costato miliardi di dollari, oggi, grazie alla NGS, è possibile sequenziare un genoma completo in pochi giorni e per una frazione del costo iniziale.

## 3. Biobanche e studi di coorte

L'archiviazione di campioni biologici e di dati genomici di grandi popolazioni permette di analizzare i legami tra genetica, ambiente e malattia. Questi giganteschi database offrono preziosi approfondimenti sulla prevalenza di determinate mutazioni e sulle loro conseguenze cliniche.

## 4. Altri progressi tecnologici

- **CRISPR-Cas9**: questa tecnologia di modifica genetica ha rivoluzionato la biologia, consentendo modifiche mirate al DNA. Apre la strada alla correzione delle mutazioni genetiche e a nuove terapie geniche.
- **Chip di DNA**: consentono di analizzare l'espressione di migliaia di geni contemporaneamente, aiutando a comprendere i meccanismi alla base di molte malattie.

- **Metabolomica e proteomica**: queste discipline esaminano, rispettivamente, tutti i metaboliti e le proteine presenti in un campione, fornendo una panoramica dei processi biologici in corso.

I test genomici, insieme a questi progressi, segnano l'inizio di un'era in cui la medicina è meno reattiva e più proattiva. Con una comprensione sempre maggiore della nostra biologia a livello molecolare, siamo meglio equipaggiati per anticipare le malattie, personalizzare il trattamento e, in definitiva, migliorare i risultati della salute per tutti.

# Capitolo 10

# INTERPROFESSIONALE E COLLABORAZIONE

# Collegamento in rete con altre specialità

## • Collaborazione con microbiologia, farmacologia, ecc.

Il mondo dell'assistenza sanitaria è un vasto ecosistema in cui diverse specialità mediche si intersecano e interagiscono costantemente. Gli infermieri, i pilastri centrali di questa struttura, non lavorano mai da soli. La loro professione si trova all'incrocio di più discipline, e la loro collaborazione con esse è essenziale per garantire un'assistenza di qualità. Nel contesto delle malattie infettive, questa collaborazione è ancora più cruciale.

1. Microbiologia: una ricerca comune contro l'invisibile
I microbi, siano essi batteri, virus, funghi o parassiti, sono i protagonisti di qualsiasi reparto di malattie infettive. Gli infermieri sono spesso i primi a rilevare un possibile agente patogeno in un paziente.

- **Scambio di informazioni:** Dopo aver prelevato i campioni, l'infermiere li invia al laboratorio di microbiologia, dove tecnici e microbiologi identificano l'agente patogeno. Velocità e precisione sono essenziali.
- **Impostazione di protocolli appropriati:** in seguito ai risultati dell'analisi, si possono impostare protocolli di isolamento o di trattamento, che richiedono un coordinamento impeccabile tra l'infermiere e il microbiologo.

2. Farmacologia: l'alleanza per un trattamento ottimale
La guerra contro le infezioni si svolge anche nel campo dei farmaci. Gli infermieri somministrano trattamenti e devono quindi avere una conoscenza approfondita della farmacologia.

- **Scelta terapeutica:** gli infermieri lavorano a stretto contatto con il farmacologo o il farmacista ospedaliero per garantire che il farmaco prescritto sia il più appropriato per la situazione del paziente.

- **Monitoraggio degli effetti collaterali**: oltre a somministrare i farmaci, gli infermieri svolgono un ruolo essenziale nel rilevare eventuali effetti collaterali o interazioni farmacologiche.

3. Collaborazione con altre specialità

Oltre alla microbiologia e alla farmacologia, gli infermieri di malattie infettive collaborano con diverse altre specialità:

- **Epidemiologia**: monitorare la diffusione delle infezioni all'interno della struttura o nella comunità.
- **Radiologia**: quando un paziente richiede una diagnostica per immagini per confermare o valutare un'infezione.
- **Chirurgia**: nei casi in cui è necessaria un'operazione, ad esempio per trattare un ascesso.
- **Servizi sociali**: per aiutare i pazienti a reintegrarsi nella società o per fornire assistenza dopo il ricovero.

Questa simbiosi professionale garantisce un'assistenza olistica al paziente, con ogni anello della catena che contribuisce con la sua esperienza. Nel mondo complesso e in costante evoluzione delle malattie infettive, la collaborazione interdisciplinare non è solo auspicabile, ma assolutamente vitale. Incarna la fusione di conoscenze e competenze al servizio della salute e del benessere del paziente.

- ## Casi multidisciplinari: malattie infettive e loro co-morbilità.

La gestione delle malattie infettive non è un percorso isolato nel vasto campo della medicina. Le infezioni possono influenzare ed essere influenzate da altre condizioni concomitanti del paziente. Queste interazioni, spesso definite co-morbilità, richiedono un approccio multidisciplinare, che riunisce diverse specialità mediche per garantire un trattamento ottimale.

## 1. Malattie cardiovascolari e infezioni

Le infezioni possono aggravare le malattie cardiovascolari preesistenti. Per esempio, la sepsi può portare a un'insufficienza cardiaca acuta.

- **Coordinamento con la cardiologia**: garantire un monitoraggio maggiore, adeguare i trattamenti cardiaci e anticipare le potenziali complicazioni.

## 2. Diabete e vulnerabilità alle infezioni

Il diabete indebolisce il sistema immunitario, rendendo i pazienti più suscettibili alle infezioni, in particolare quelle della pelle e del tratto urinario.

- **Collaborazione con l'endocrinologia**: equilibrare i livelli di zucchero nel sangue, monitorare attentamente le ferite per prevenire le infezioni e adattare il trattamento antidiabetico in base alla terapia antibiotica.

## 3. Infezioni e condizioni respiratorie

I pazienti con malattie polmonari croniche, come la BPCO, possono soffrire di esacerbazioni quando hanno infezioni respiratorie.

- **Collaborazione con la pneumologia**: adattamento dei trattamenti, fisioterapia respiratoria e monitoraggio della funzione polmonare.

## 4. Malattie infettive e disturbi neurologici

Alcune infezioni possono colpire il sistema nervoso, come la meningite o l'encefalite.

- **Collegamento con la neurologia**: diagnosi rapida, monitoraggio dei segni neurologici e adattamento dei trattamenti.

5. Immunosoppressione e aumento del rischio di infezione
A causa di una condizione medica come l'HIV o di un trattamento immunosoppressivo come la chemioterapia, questi pazienti sono particolarmente vulnerabili.

- **Scambi con l'oncologia e l'immunologia**: valutazione del rischio, profilassi antinfettiva e monitoraggio rafforzato.

6. Gravidanza e malattie infettive
Alcune infezioni possono avere conseguenze gravi sulla gravidanza e sul feto, come il virus Zika o la toxoplasmosi.

- **Lavoro congiunto con ginecologia-ostetricia**: monitoraggio materno-fetale, adattamento dei trattamenti e prevenzione della trasmissione verticale.

Le malattie infettive non sono mai un affare isolato. Vengono gestite all'incrocio di più specialità, con ogni co-morbilità che aggiunge un nuovo livello di complessità. Questa interdipendenza sottolinea l'importanza di una comunicazione fluida tra gli operatori sanitari e di una formazione continua, che consenta agli infermieri di anticipare, comprendere e agire efficacemente di fronte a queste sfide multidisciplinari.

# Scambi e partnership internazionali

## • Imparare dalle esperienze di altri Paesi.

In un'epoca di globalizzazione e di comunicazioni istantanee, la condivisione di conoscenze ed esperienze non solo è possibile, ma è essenziale. Nel campo delle malattie infettive, le lezioni apprese in un Paese possono avere un impatto globale, aiutando ad anticipare, prevenire e gestire meglio le crisi sanitarie.

1. Studiare le strategie preventive
Ogni Paese, a seconda della cultura, del sistema sanitario e delle risorse, sviluppa metodi di prevenzione unici.

- **Taiwan e la SARS**: in seguito all'epidemia di SARS del 2003, Taiwan ha istituito un sistema di sorveglianza rigoroso e rapido, che ha facilitato enormemente la risposta alla COVID-19.

2. Analizzare i metodi di trattamento
I protocolli di trattamento variano in base alle risorse e alle conoscenze disponibili.

- **L'Africa occidentale e l'Ebola**: i team medici hanno combinato l'assistenza clinica intensiva con le pratiche tradizionali locali per combattere efficacemente il virus.

3. Comprendere le campagne di sensibilizzazione
Il modo in cui le informazioni vengono diffuse e ricevute varia da una cultura all'altra.

- **Uganda e HIV**: l'iniziativa "Zero Grazing", che incoraggiava la fedeltà monogama, è stata una pietra miliare della campagna di successo contro l'HIV negli anni Ottanta e Novanta.

4. Adottare le pratiche di vaccinazione
La copertura vaccinale dipende spesso da specifiche strategie nazionali.

- **Brasile e febbre gialla**: una massiccia campagna di vaccinazione e la sorveglianza delle aree ad alto rischio hanno permesso di tenere sotto controllo le epidemie regolari.

5. Trarre ispirazione dalla formazione degli operatori sanitari
Alcuni Paesi hanno sviluppato programmi di formazione innovativi per rispondere alle loro sfide specifiche.

- **India e tubercolosi**: la formazione di operatori sanitari comunitari ha ampliato la portata dei servizi sanitari nelle aree rurali remote.

6. Analizzare la preparazione e la risposta alle epidemie
La velocità e l'efficacia della risposta a un'epidemia sono fondamentali.

- **Corea del Sud e MERS**: a seguito di un'epidemia di MERS nel 2015, il Paese ha rafforzato il suo sistema di tracciabilità e di test, che si è rivelato fondamentale durante la pandemia COVID-19.

Imparare dalle esperienze di altri Paesi non è solo un processo intellettuale. È una necessità pratica per anticipare le minacce future e rafforzare la resilienza dei sistemi sanitari. Adottando una prospettiva globale, gli operatori sanitari possono beneficiare di una visione più ampia, imparare dai successi, evitare gli errori del passato e, in definitiva, fornire un'assistenza di migliore qualità.

## • Collaborazione su progetti di ricerca e istruzione.

Nel campo delle malattie infettive, l'importanza della collaborazione non può essere sottovalutata. È la base su cui si fondano la ricerca medica e l'istruzione all'avanguardia. La simbiosi tra ricercatori, educatori, operatori sanitari e istituzioni di tutto il mondo contribuisce a far avanzare le frontiere della conoscenza e a ottimizzare gli interventi clinici.

1. Il potere delle reti di ricerca
Le malattie infettive non conoscono confini e le reti di ricerca consentono una risposta coordinata e rapida alle epidemie emergenti.

- **Consorzi internazionali**: questi gruppi mettono in comune i dati, standardizzano i protocolli e accelerano la ricerca clinica.
- **Scambi accademici**: incoraggiano la condivisione delle competenze e la scoperta di nuove prospettive di ricerca.

2. Iniziative educative congiunte
   - **Programmi di scambio per studenti e professionisti**: questi programmi consentono agli infermieri e ad altri professionisti del settore sanitario di apprendere in contesti diversi e di riportare queste conoscenze nelle proprie strutture.
   - **Corsi online e MOOC**: promuovono l'accesso democratico all'istruzione e consentono agli esperti mondiali di condividere le loro conoscenze.

3. Collaborazione con ONG e organismi internazionali
   - **Partenariati per la formazione sul campo**: organizzazioni come Medici Senza Frontiere spesso collaborano con le istituzioni locali per formare il personale sulle migliori pratiche in materia di malattie infettive.
   - **Iniziative di sensibilizzazione della comunità**: queste collaborazioni consentono di creare programmi su misura per educare le comunità locali alla prevenzione e al trattamento delle infezioni.

4. Collaborazione interdisciplinare
   - **Tra medicina e scienze sociali**: comprendere il comportamento, le credenze e le strutture sociali può migliorare l'efficacia degli interventi medici.
   - **Con la tecnologia informatica**: la bioinformatica e l'intelligenza artificiale possono trasformare il modo in cui comprendiamo e trattiamo le malattie infettive.

## 5. Collaborazioni industriali

La collaborazione tra il settore accademico e l'industria può accelerare lo sviluppo di nuovi trattamenti, vaccini e tecnologie diagnostiche.

La forza è nei numeri, in particolare nel campo delle malattie infettive. Poiché il mondo diventa sempre più interconnesso, la collaborazione nella ricerca e nell'istruzione è più importante che mai. Non solo rafforza la base di conoscenze, ma crea anche una comunità globale pronta a rispondere alle sfide attuali e future della salute pubblica.

# CONCLUSIONE

# IL FUTURO DELLA PROFESSIONE

# Innovazioni nelle malattie infettive.

La storia della medicina è piena di esempi in cui i progressi significativi hanno trasformato la nostra capacità di trattare e prevenire malattie precedentemente devastanti. Le malattie infettive non fanno eccezione. Negli ultimi anni, in particolare con l'avvento di tecnologie sofisticate e i progressi della biologia molecolare, l'orizzonte delle innovazioni in questo campo ha continuato ad ampliarsi.

1. Diagnostica rapida e portatile
   * **Biosensori**: dispositivi in grado di rilevare agenti patogeni specifici nei campioni in tempi record, spesso in pochi minuti.
   * **Test di sequenziamento**: grazie a progressi come il sequenziamento di nuova generazione, è ora possibile identificare rapidamente agenti patogeni sconosciuti.

2. Nuovi trattamenti e terapie
   * **Terapia fagica**: utilizzo di virus specifici (batteriofagi) per uccidere i batteri resistenti agli antibiotici.
   * **Terapia genica**: tecniche per modificare o sostituire i geni difettosi, potenzialmente in grado di offrire trattamenti per le malattie infettive croniche.

3. Vaccini a RNA e DNA
   * **Vaccini a RNA messaggero (mRNA)**: Un'innovazione chiave, evidenziata con lo sviluppo di vaccini contro COVID-19. Offrono una produzione più rapida e possono essere facilmente adattati a nuovi ceppi virali.

4. Sistemi di sorveglianza e di allerta precoce
   * **Sorveglianza genomica**: il sequenziamento dei genomi dei patogeni consente l'identificazione

precisa dei ceppi e il monitoraggio in tempo reale delle epidemie.

- **Intelligenza artificiale**: algoritmi in grado di prevedere le epidemie analizzando enormi quantità di dati.

5. Terapie mirate e personalizzate
Grazie a una migliore comprensione della genomica umana e degli agenti patogeni, i trattamenti possono essere adattati alla biologia specifica di ogni paziente.

6. Modellazione e simulazioni
La potenza di calcolo odierna consente di simulare la diffusione di una malattia, che è fondamentale per l'attuazione di misure di salute pubblica.

7. Innovazioni nella prevenzione
- **Pelli sintetiche**: rivestimenti progettati per respingere i microrganismi patogeni, riducendo la diffusione delle infezioni.
- **Microbioma**: una maggiore comprensione del ruolo dei batteri benefici nel nostro corpo apre la strada ai probiotici terapeutici per combattere le infezioni.

Le innovazioni nelle malattie infettive rimodellano continuamente il panorama medico. Dai nuovi strumenti diagnostici ai trattamenti rivoluzionari e alle tecniche di prevenzione avanzate, questi progressi promettono di trasformare la nostra capacità di prevenire, individuare e trattare le malattie infettive, offrendo la speranza di un mondo più sano.

# L'importanza di formazione continua.

In un mondo in costante cambiamento, soprattutto in campo medico, la formazione continua non è solo una necessità, ma anche un dovere per tutti gli operatori sanitari, in particolare per gli infermieri che lavorano nei reparti di malattie infettive. Questo settore intrinsecamente dinamico sta subendo un rapido cambiamento a causa dei progressi scientifici, dell'emergere di nuovi agenti patogeni e delle sfide poste dalla resistenza ai farmaci.

1. Tenersi aggiornati sulle tendenze delle malattie
Le malattie infettive non sono statiche. I virus e i batteri mutano, compaiono nuovi ceppi e altri scompaiono. La pandemia COVID-19 ne è un esempio lampante, che ci ricorda l'importanza di essere preparati e informati. La formazione continua consente agli infermieri di familiarizzare con queste nuove minacce, le modalità di trasmissione, i sintomi e le migliori strategie di intervento.

2. Padroneggiare nuove tecniche e tecnologie
Con i progressi della tecnologia, gli strumenti e le tecniche a disposizione degli infermieri si moltiplicano: nuovi dispositivi di protezione, macchine per la diagnosi rapida, software di gestione del paziente, ecc. La formazione continua assicura che questi strumenti siano utilizzati al meglio al servizio del paziente.

3. Sviluppare le competenze interpersonali
Anche la relazione con il paziente, centrale nel percorso di cura, si sta evolvendo. La formazione continua offre strumenti per migliorare la comunicazione, gestire le situazioni difficili e adattarsi alle nuove realtà sociali.

4. Anticipare e rispondere alle sfide etiche
Sorgono regolarmente nuove questioni etiche, in relazione alla somministrazione di trattamenti sperimentali, alla fine della vita o al consenso informato. Una formazione adeguata fornisce agli infermieri gli strumenti necessari per navigare in questo complesso panorama.

5. Incoraggiare la progressione di carriera
La formazione continua è spesso un prerequisito per posizioni avanzate, sia nella gestione che nella ricerca o nella formazione di altri professionisti.

6. Contribuire al progresso della professione
Formandosi regolarmente, gli infermieri contribuiscono non solo al proprio sviluppo, ma anche a quello della professione nel suo complesso. Possono condividere le loro nuove conoscenze con i colleghi, migliorando così la qualità complessiva dell'assistenza.

7. Mantenere il benessere e la motivazione
La formazione continua è anche un modo per rompere la routine, rinnovare la motivazione, evitare il burnout e coltivare il piacere di imparare.

La formazione continua non è solo un "plus", ma un imperativo nel mondo medico di oggi. Per gli infermieri di malattie infettive, rappresenta un pilastro centrale della loro professionalità, garantendo un'assistenza di qualità che si adatta e rispetta i costanti sviluppi del settore.

## Invito all'impegno
## e una passione per il lavoro.

L'infermiere di malattie infettive è molto più di un semplice lavoro; è una vocazione, un impegno profondo verso l'umanità, una ricerca costante dell'eccellenza nell'assistenza ai pazienti. È una simbiosi tra scienza, arte dell'assistenza e umanità. E al centro di questa professione c'è la passione bruciante di fare la differenza nella vita delle persone, di combattere nemici invisibili e di stare sulla frontiera tra malattia e salute.

1. Perché la passione è essenziale?
La passione è la scintilla che ci spinge a superare noi stessi, ad andare oltre i nostri limiti, a cercare costantemente soluzioni, anche di fronte ai casi più complessi o disperati. È ciò che ci dà la forza di lavorare a lungo, di ascoltare, di consolare, di educare e di guidare i nostri pazienti. Senza passione, questo lavoro potrebbe diventare opprimente. Con essa, ogni sfida diventa un'opportunità per imparare e crescere.

2. Impegno verso i pazienti
Ogni paziente è una storia, una vita, una famiglia. Come infermiere di malattie infettive, l'impegno va oltre la semplice somministrazione di farmaci o cure. Si tratta di comprendere le paure, le speranze e le esigenze di ogni paziente e di impegnarsi ad essere il suo alleato, il suo difensore, la sua fonte di informazioni fidata.

3. L'importanza della formazione continua
La passione ci spinge a cercare costantemente di migliorare le nostre competenze, di imparare e di innovare. La formazione continua non è solo un obbligo, ma un desiderio ardente di essere sempre all'avanguardia della conoscenza, per offrire la migliore assistenza possibile.

4. Il ruolo cruciale dell'infermiere nel sistema sanitario
Gli infermieri sono il collegamento tra il medico, il sistema sanitario e il paziente. Svolgono un ruolo essenziale nel coordinamento delle cure e nell'educazione dei pazienti, e spesso sono i primi a notare cambiamenti o complicazioni. Questo impegno quotidiano è fondamentale per il buon funzionamento del sistema sanitario.

5. Il privilegio di fare la differenza
Poche professioni offrono l'opportunità di toccare così tante vite in modo così profondo. Ogni giorno, ogni azione, ogni parola ha il potenziale di migliorare o addirittura

salvare una vita. È un privilegio immenso, ma anche una grande responsabilità.

Se è già infermiere o sta pensando di diventarlo, si ricordi che è una professione che certamente richiede molto, ma che in cambio offre momenti di inestimabile ricchezza. Abbracci questa vocazione con passione e impegno. Lasci che il suo cuore guidi le sue azioni e sia la scintilla che illumina il viaggio di guarigione dei suoi pazienti. L'assistenza infermieristica è un'avventura, ricca di emozioni e sfide, ma soprattutto di ricompense.